Le guide de l'infirmière libérale

EXERCICE PROFESSIONNEL INFIRMIER

Muriel Caronne

Le guide de l'infirmière libérale

3e édition

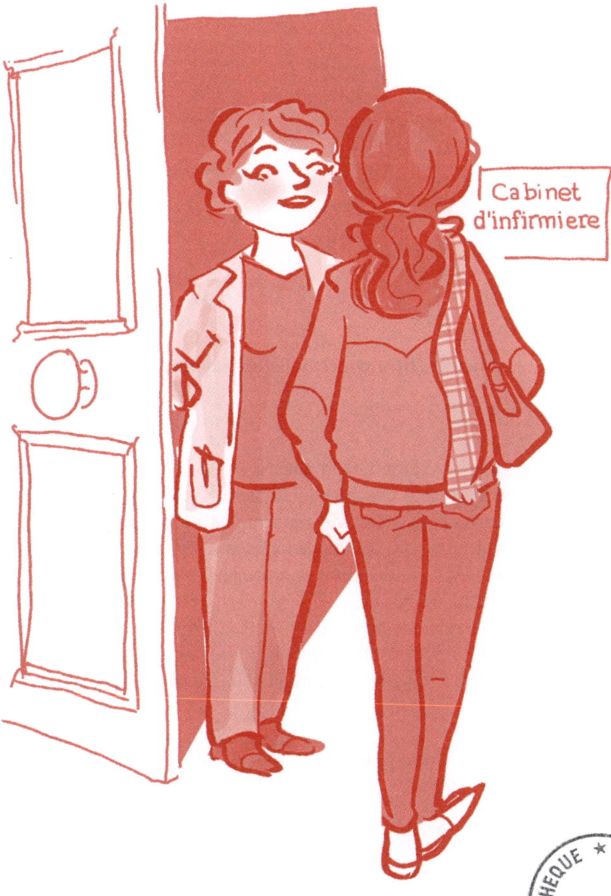

EDITIONS
LAMARRE

Retrouvez toutes nos publications sur www.espaceinfirmier.fr

Lamarre, une marque d'Initiatives Santé

ISBN : 978-2-7573-0786-1

SOMMAIRE

INTRODUCTION

Dans le système de santé actuel, l'infirmière libérale est le relais professionnel indispensable des soins dont elle est la coordinatrice naturelle à domicile.
Son diplôme, sa compétence et son expérience professionnelle permettent à l'infirmière libérale d'assurer le maintien et le suivi du patient malade, âgé et/ou handicapé à son domicile. Son activité, trop souvent méconnue, est primordiale dans le domaine de la santé publique et, par conséquent, dans la vie de la population.
La référence aux articles R. 4311-1 à R. 4311-15 [1] du Code de la santé publique est, à ce stade, incontournable au regard de l'importance qu'ils ont pour notre profession.
L'article L. 4311-1 du Code de la santé publique nous donne à ce sujet une définition précise et complète :

> « Est considérée comme exerçant la profession d'infirmière ou d'infirmier, toute personne qui, en fonction des diplômes qui l'y habilitent, donne habituellement des soins infirmiers sur prescription ou conseil médical ou bien en application du rôle propre qui lui est dévolu.
> En outre, l'infirmière ou l'infirmier participe à différentes actions, notamment en matière de prévention, d'éducation de la santé et de formation ou d'encadrement.
> L'exercice de la profession d'infirmier comporte l'analyse, l'organisation, la réalisation de soins infirmiers et leur évaluation, la contribution au recueil de données cliniques et épidémiologiques et la participation à des actions de prévention, de dépistage, de formation et d'éducation à la santé.
> Dans l'ensemble de ces activités, les infirmiers sont soumis au respect des règles professionnelles et notamment du secret professionnel.
> Ils exercent leur activité en relation avec les autres professionnels du secteur de la santé, du secteur social et médico-social et du secteur éducatif. »

L'exercice libéral compte de nombreuses exigences dont il faut avoir conscience :
– esprit d'initiative ;
– conditions de travail souvent difficiles au domicile des patients ;
– accompagnement des malades en fin de vie ;
– rapidité de jugement clinique et d'action face à des pathologies d'urgence ;
– solitude devant certains soins ou situations complexes et pénibles ;
– astreintes horaires ;
– tâches administratives importantes.
Les infirmières libérales choisissent d'assumer leur « indépendance » au regard de toutes les structures existantes avec lesquelles elles collaborent parfois (hospitalisation à domicile – HAD –, service de soins à domicile – SSIAD –, etc.), non seulement face à une

1. L'ancien décret n° 2002-194 du 11 février 2002 relatif aux actes professionnels a été intégré au Code de la santé publique par le décret n° 2004-802 du 29 juillet 2004 paru au *Journal Officiel* le 8 août 2004.

« clientèle » qu'il faut fidéliser encore et toujours mais aussi face aux collègues libérales du secteur, sans compter les aléas de la vie.
Nous assumons également financièrement nos congés, nos maladies. L'absentéisme n'existe pas, sous peine de perte de revenus et de clientèle !
L'engagement libéral demande une disponibilité, une capacité d'adaptation face à tous, que ce soit les patients, les professionnels de santé mais aussi les partenaires officiels que sont les Agences régionales de santé, nos tutelles.
Il s'agit aussi de faire preuve de professionnalisme dans la poursuite des objectifs de qualité des soins et de développement des compétences, ce qui implique de continuer à se former afin d'offrir à chacun le meilleur des soins et ce, par un volontariat permanent.
Les principaux volets de l'activité libérale [2] sont les suivants :

– réaliser des soins infirmiers, mettre en œuvre des traitements chez les personnes qui font appel à elle, assurer le suivi des soins ainsi que la coordination avec les autres acteurs de santé, surveiller l'évolution de l'état du patient, effectuer son soutien psychologique ;
– garantir une prise en charge globale des patients au niveau physique, psychologique mais aussi social, cet aspect étant fréquemment prépondérant au domicile ;
– assurer la gestion et le suivi comptable du cabinet, tenir les dossiers des patients.

L'objectif de cet ouvrage consiste à vous permettre de découvrir cette activité dans son ensemble, chapitre après chapitre, et à comprendre le fonctionnement d'un cabinet et ce qui s'y rapporte. De nombreuses références aux différents codes régissant notre profession réglementent notre exercice. Ces textes officiels sont sous réserve d'évolution législative.
Nous tenons à rendre hommage à Marie-Françoise Collière, infirmière, qui nous a quittés le 28 janvier 2005. Cette pionnière de la profession a mené une réflexion et d'importants travaux de recherche sur les fondements culturels des soins. Son ouvrage, *Promouvoir la vie*, restera dans notre culture.
Ouvrir ce guide par le message [3] que Marie-Françoise Collière aurait voulu voir diffusé le plus largement possible est pour nous un honneur.

2. Nous utilisons volontairement tout au long de cet ouvrage le terme d'infirmière, la profession étant aux trois-quarts féminine.
3. Propos de Marie-Françoise Collière recueillis par Annie Denayrolles le 22 janvier 2005.

ENCADRÉ 1

Message aux infirmiers, infirmières, étudiants infirmiers

« Sachez que j'ai pu, par mon expérience de vie me conduisant jusqu'à la mort, constater qu'il suffit d'une rupture comportementale ou gestuelle dans la continuité des soins pour que toute la qualité du travail d'une équipe soit détruite.

« Il suffit d'un "mouton noir" pour que la fragilité de celui qui quitte la vie soit confrontée au désarroi, voire au désespoir le plus abrupt.

Les meilleures compétences techniques professionnelles sont annulées par la rupture du respect interpersonnel qui prive la personne soignée de parole pour se défendre, car apparaissent alors les réalités des représailles et de la persécution dans les soins.

« À chacun je demande de se centrer sur les forces de vie, sur la mobilisation des ressources vitales, dans le respect de l'individu et de l'humanité, pour promouvoir les soins et promouvoir la vie. »

1 S'INSTALLER : ASPECT JURIDIQUE

Modalités d'installation

Depuis toujours, s'installer en secteur libéral relève du « parcours du combattant ». Malgré tout, vous voulez être infirmière libérale. Les paragraphes suivants vous indiquent, par une méthodologie simple, comment procéder aux différentes formalités nécessaires.

Conditions d'installation

Vous devez d'abord vous assurer que vous remplissez bien les conditions d'expérience obligatoires pour vous installer.

Expérience nécessaire

Au cours des six années précédant l'installation, une période de 3 200 heures ou 24 mois de travail effectif en établissement de soins, structures de soins ou encore en groupement de coopération sanitaire (GCS [1]) est obligatoire (ordonnance n° 2003-850 du 4 septembre 2003) à compter de la date d'obtention du diplôme d'État ou du diplôme qui lui succède du fait de la réforme LMD (licence-master-doctorat). Cette obligation concerne aussi les infirmières remplaçantes mais la durée d'expérience requise n'est que de 2 400 heures ou 18 mois.
Des dérogations exceptionnelles peuvent être accordées après demande à la CPAM du secteur en cas de carences démographiques, d'accès aux soins difficiles dans un secteur géographique donné ou encore de modifications de conditions d'exercice d'une infirmière conventionnée (maladie ou décès d'une associée, augmentation avérée de l'activité d'un cabinet). Quoi qu'il en soit, vous devez justifier de votre expérience par l'apport de certificats de travail.

Choix du lieu d'installation

Suite à la signature de la Convention nationale des infirmières [2] (CNI) du 18 juillet 2007 [3], à compter du 18 avril 2009, l'installation des infirmières en secteur libéral est réglementée en France.
L'installation est déterminée par régions où sont sélectionnés des « bassins de vie » (population, professionnels en place, personnes dépendantes à 100 %, kilométrage parcouru pour le recours aux soins, revenus des professionnels).

---

1. GCS : groupement de coopération sanitaire pouvant réunir des établissements de santé, médico-sociaux et de professionnels médicaux libéraux (ordonnance n° 2003-850 du 4 septembre 2003).
2. *Annexe 1 :* Sommaire de la Convention nationale des infirmières du 25 juillet 2007 et *Complément en ligne n° 1* : Convention nationale des infirmières du 25 juillet 2007.
3. Parue au *Journal Officiel* le 25 juillet 2007, de son avenant n° 16 consolidé par l'avenant n° 3 du 25 novembre 2011, de l'arrêté du 17 octobre 2008 : *JO* du 18 octobre 2008,

Trois zones ont été déterminées.

– Zones très sous-dotées : l'infirmière s'installe et peut adhérer à un « contrat incitatif infirmier » qui l'exonère des cotisations d'allocations familiales et lui permet de percevoir une aide forfaitaire annuelle pour son équipement d'un montant maximum de 3 000 € par an durant 3 ans. Ce contrat est à demander à la caisse d'assurance maladie du lieu d'exercice. En échange, l'infirmière s'engage à :
– exercer les deux tiers de son activité libérale dans la zone concernée ;
– avoir un taux de télétransmission de 80 % ;
– réaliser les vaccinations contre la grippe ;
– assurer le suivi de ses patients atteints de pathologies chroniques, notamment des patients insulinodépendants.
– Zones intermédiaires : l'installation est classique et n'est pas soumise à autorisation.
– Zones très sur-dotées : les demandes d'installation sont examinées en Commission paritaire départementale (CPD). Une infirmière peut s'installer à condition qu'une infirmière libérale déjà en activité parte définitivement (retraite, arrêt d'activité) et qu'elle le signale au moins 90 jours auparavant à la Caisse primaire d'assurance maladie dont elle dépend.

Afin de connaître les lieux où vous pourrez vous installer, l'assurance maladie a mis en place différents outils informatiques :
– inst@lsanté fournit des informations sur les démarches administratives à effectuer, les contacts utiles dans la région d'accueil ;
– cartos@nté reflète la carte des zones déficitaires en offre de soins. Celles-ci sont déterminées par les missions régionales de santé (MRS) puis les agences régionales de santé (ARS). Selon le lieu d'installation, l'État et l'assurance maladie attribuent différentes aides aux infirmières : primes, exonérations de certaines charges fiscales. Les collectivités territoriales proposent aussi des aides (prêt de locaux).

Vous trouvez sur le site des ARS les renseignements concernant le PAPS (Plate-forme d'Appui aux Professionnels de Santé) dont l'objectif est d'aider les professionnels qui ont pour projet de s'installer ou qui sont déjà installés : formations, choix du mode d'exercice, projets d'exercice coordonné, développement professionnel. Vous y trouvez aussi les projets régionaux de santé, les démarches à effectuer ;

Ce sont des sites à consulter sans faute [4] !

Avant de débuter votre exercice professionnel en libéral, il est préférable de faire une étude de marché et de se poser un certain nombre de questions.
– Quelle est la situation économique, démographique de la ville ou de la région de votre future installation ? Est-elle en zone sur-dotée, sous-dotée ou encore intermédiaire, ce qui conditionne la possibilité de s'installer ?
– Quels sont les caractères socio-démographiques de la population locale ?
– Quel est l'environnement médical, paramédical, médico-social ?

4. Pour exemple : http://www.iledefrance.paps.sante.fr/PAPS_iledefrance.113032.0.html

– Quelle est l'offre de proximité de type services de soins à domicile (SSIAD), hospitalisation à domicile (HAD), centres de soins infirmiers (CSI) ou encore d'établissements hébergeant des personnes âgées dépendantes (EHPAD) ?
– Existe-t-il une MSP (maison de santé pluridisciplinaire) ou un pôle de santé dans le secteur[5] ?
– Quelle est la qualité des infrastructures près du futur local professionnel ?

Étudiez bien tous les aspects :
– du lieu d'installation ;
– des formalités à accomplir ;
– des formes possibles d'exercice (individuel ou en groupe) ;
– de la fiscalité lors de votre installation et de votre vie professionnelle ;
– des règles indispensables de gestion, avec établissement d'un budget prévisionnel avant même le début de votre activité.

Formalités obligatoires

Pour vous installer, les formalités administratives à effectuer sont indiquées sur la *figure 1*. Les deux premières étapes concernent toutes les infirmières, quel que soit le mode d'exercice choisi, la troisième celles qui souhaitent s'installer en secteur libéral.

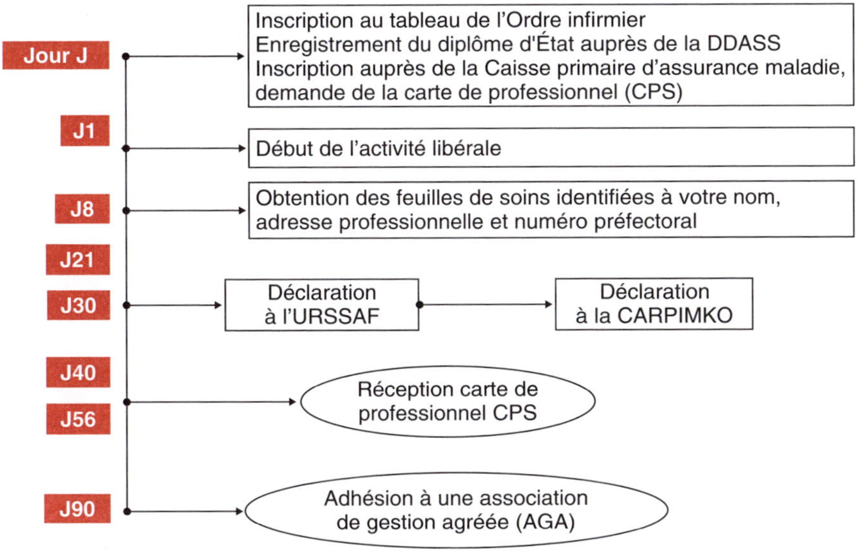

Figure 1 : Planning des démarches administratives lors de l'installation comme infirmière libérale.

5. Pour vous aider : http://www.ffmps.fr/

Enregistrement au tableau de l'Ordre infirmier

L'Ordre infirmier vous attribue un numéro d'ordre (n° ADELI [6]) qui figure sur votre carte professionnelle, votre caducée et, pour les infirmières libérales, sur vos feuilles de soins. Le Conseil départemental de l'Ordre peut refuser votre inscription en vertu des articles suivants du CSP.

– Article L. 4311-16, modifié par la loi n° 2009-879 du 21 juillet 2009 – art. 63 (V) :

> « Le conseil départemental de l'Ordre des infirmiers refuse l'inscription au tableau de l'Ordre si le demandeur ne remplit pas les conditions de compétence, de moralité et d'indépendance exigées pour l'exercice de la profession, s'il est frappé d'une interdiction temporaire ou définitive d'exercer la profession en France ou à l'étranger, ou s'il est frappé d'une suspension prononcée en application de l'article L. 4311-26. »

– Article L. 4311, modifié par l'ordonnance n° 2010-177 du 23 février 2010 – art. 14 :

> « S'il apparaît que le demandeur est atteint d'une infirmité ou se trouve dans un état pathologique qui rend dangereux l'exercice de sa profession, le conseil départemental de l'Ordre des infirmiers refuse l'inscription au tableau. En cas de doute, une vérification peut être effectuée, à la demande du conseil de l'Ordre ou de l'intéressé, par un médecin désigné par le directeur général de l'Agence régionale de santé. »

L'Ordre infirmier propose la rédaction des contrats d'exercice régissant les rapports entre infirmiers exerçant au sein du même cabinet, préservant ainsi l'« indépendance professionnelle et évitant les litiges » [7].

Enregistrement à l'ARS

Les ARS [8] (Agence régionale de santé) ont été instaurées par la loi du 21 juillet 2009 dite loi HPST (Hôpital, patients, santé et territoire). Elles sont chargées depuis le 1er avril de la mise en œuvre de la politique de santé de la région ; elles ont pour but « d'assurer un pilotage unifié de la santé en région, de mieux répondre aux besoins de la population et d'accroître l'efficacité du système ».

En reprenant tout ou partie des missions, les ARS ont intégré les organismes suivants :

- ARH (agences régionales de l'hospitalisation) ;
- DRASS (Direction régionale de l'action sanitaire et sociale) ;
- DDASS (Direction départementale de l'action sanitaire et sociale) ;
- DSDS (Directions de la santé et du développement social) en Guadeloupe, Guyane et Martinique ;
- GRSP (Groupement régional de santé publique) ;

---

6. *Complément en ligne n° 3* : Formulaire d'enregistrement ADELI. Automatisation des listes. Système d'information national des professions de santé. C'est un numéro de référence attribué à tous les salariés ou libéraux.

7. http://www.ordre-infirmiers.fr/

8. *Complément en ligne n° 4 :* CSP, extrait « Agences régionales de santé ».

– MRS (Missions régionales de santé).

Elles remplacent les URCAM (Unions régionales des caisses d'assurance maladie) et la branche santé des CRAM (Caisses régionales d'assurance maladie).

– Enregistrez-vous à l'ARS du département dans lequel vous allez exercer. Vous ne pouvez pas légalement être enregistrée simultanément dans deux départements.
– Munissez-vous de votre diplôme d'État, d'une pièce d'identité, des attestations de travail concernant vos activités professionnelles précédentes et de l'attestation d'inscription au tableau de l'Ordre Infirmier.

Inscription à la CPAM du lieu d'exercice

Cette dernière étape concerne les infirmiers souhaitant s'installer en secteur libéral.

– Prenez rendez-vous avec le responsable du Service des relations avec les professions de santé (SRPS) de la CPAM[9] afin de valider :
– l'enregistrement de votre diplôme au tableau de l'Ordre infirmier et à l'ARS ;
– l'application des dispositions de la convention relative à l'obligation d'avoir une expérience préalable ;
– l'adresse du cabinet où vous exercerez, les règles professionnelles rendant ce dernier obligatoire ;

ENCADRÉ 1

CSP – PARTIE IV – Livre III, titre 1er, article R. 4312-33

« L'infirmier ou l'infirmière doit disposer, au lieu de son exercice professionnel, d'une installation adaptée et de moyens techniques suffisants pour assurer l'accueil, la bonne exécution des soins et la sécurité des patients. »

– le dépôt du dossier d'adhésion au Contrat incitatif infirmier si la zone où vous vous installez est sous-dotée.
– Munissez-vous d'une photocopie du diplôme d'État enregistré, de votre pièce d'identité, d'une fiche d'état civil datée et signée, de votre carte Vitale, d'un relevé d'identité bancaire du compte professionnel et de vos certificats de travail.
– Lors de cette rencontre, vous signez la convention et obtenez des feuilles de soins pré-identifiées (dans l'attente de vos feuilles définitives) ainsi que votre cachet professionnel. Le numéro ADELI qui vous est attribué sera remplacé à l'avenir par le RPPS[10] (Répertoire partagé des professionnels de santé).

9. CPAM : Caisse primaire d'assurance maladie.
10. Le RPPS remplacera les numéros d'Ordre et ADELI ; il suivra chaque professionnel de santé tout au long de sa carrière, renseignant sur son état civil, ses diplômes et ses modalités d'exercices. Ce numéro figurera sur les ordonnances et les feuilles de soins du professionnel prescripteur à qui il appartient.

– Demandez la carte de professionnel de santé (CPS) à cette occasion. Elle vous parviendra dans un délai de 6 à 8 semaines, vous permettant ainsi de télétransmettre, c'est-à-dire de transmettre électroniquement vos feuilles de soins *via* Internet. Il faudra vous équiper d'un lecteur de carte vitale.
– La CPAM vous renseigne sur les logiciels de télétransmission agréés existants sur le marché.
– Votre numéro ADELI ou de RPPS apparaît sur votre tampon et sur les feuilles de soins que vous remettez à vos patients, que vous soyez conventionnée ou non ; il permet de vous identifier pour :
– les remboursements des prestations dues aux assurés sociaux ;
– le montant de vos honoraires pour l'administration fiscale ;
– l'établissement de vos Relevés individuels d'activité (RIA).

Déclaration à l'URSSAF

Déclarez-vous dans le mois suivant le début de l'activité libérale par courrier, en indiquant la date de début d'exercice ; ainsi, vous bénéficierez du régime général de la Sécurité sociale. L'URSSAF [11] recouvrira en effet vos cotisations maladie, allocations familiales, formation, CSG [12], CRDS [13] et CURPS [14].
Déclarez votre début d'activité libérale au Centre de formalités des entreprises (CFE), situé à l'URSSAF du lieu d'exercice, dans les 8 premiers jours. Il est recommandé de mettre les mêmes dates de début d'activité d'un centre à l'autre afin d'éviter les complications administratives.
Cette formalité est normalement assurée par la CPAM du lieu d'inscription, vérifiez simplement que cela a été fait.
L'INSEE [15] vous attribuera un numéro de SIRET qui est un identifiant de 9 chiffres attribué à chaque entreprise. En effet, en tant que travailleur indépendant, vous êtes à la fois employeur et employé.

Déclaration d'affiliation à la CARPIMKO

– Déclarez-vous à la CARPIMKO [16] dans le délai de 1 mois, l'affiliation prenant effet le premier jour du trimestre civil suivant.
– Adressez un courrier précisant la date de début d'activité libérale ainsi que la photocopie recto-verso certifiée conforme de votre diplôme d'État et une fiche d'état civil datée et signée.

---

11. URSSAF : Union de recouvrement des cotisations de Sécurité sociale et d'allocations familiales.
12. CSG : Cotisation sociale généralisée.
13. RDS : Remboursement à la dette sociale.
14. CURPS : Cotisation à l'Union régionale des professionnels de santé
15. INSEE : Institut national de la statistique et des études économiques.
16. CARPIMKO : Caisse autonome de retraite des pédicures, podologues, infirmiers, masseurs-kinésithérapeutes et orthophonistes, orthoptistes.

ENCADRÉ 2

CARPIMKO

6, place du Général-de-Gaulle
78882 Saint-Quentin-en-Yvelines Cedex
Tél. : 01 30 48 10 00 – Fax : 01 30 48 10 77

La CARPIMKO est l'une des onze sections professionnelles de l'organisation autonome d'assurance vieillesse des professions libérales, instituée par l'article L. 621-3-3e du Code de la Sécurité sociale.

Ces régimes (retraite et prévoyance) sont obligatoires et fonctionnent selon le principe de la répartition. L'acquittement de la cotisation confère le statut d'affilié.

Vous trouverez le calcul de vos cotisations forfaitaires pour les deux premières années suivant votre installation en annexe [17]. Ces cotisations couvrent :

- la retraite de base et la retraite complémentaire ;
- les indemnités journalières en cas d'arrêt de travail dû à une maladie ou à un accident : elles sont servies du 91e au 365e jour ; au-delà, elles sont remplacées par une rente ;
- l'invalidité partielle ou totale ;
- le décès entraînant le versement d'un capital au conjoint ou aux enfants à charge.

Les déclarations et autres demandes spécifiques en lien avec le régime de la CARPIMKO peuvent se faire par internet [18].

Responsabilité civile professionnelle

Cette assurance obligatoire appelée RCP doit être en place dès votre premier jour d'exercice. Elle est indispensable pour vous couvrir en cas de problème au décours d'un soin ; en effet, votre responsabilité pénale est engagée. Elle comprend aussi une protection juridique. Vous pouvez y souscrire auprès de n'importe quel assureur comme la Médicale de France, le Sou médical ou encore la MASCF.

Association de gestion agréée

L'Association de gestion agréée (AGA) a pour objet de fournir aux professionnels libéraux une aide technique dans la gestion et la tenue de leur comptabilité ainsi qu'en matière fiscale. Elles sont agréées par l'administration fiscale en vue de contrôler vos déclarations 2035.

Lors de votre installation, vous avez 5 mois à compter du début de votre activité pour adhérer à une AGA. Les non-adhérents déjà en activité peuvent rejoindre une AGA avant

---

17. *Annexe 2* et *Complément en ligne n° 5* : Cotisations CARPIMKO : montants et mode de calcul *(sous réserve d'évolution)*.
18. http://www.carpimko2.com/

le 31 mai de l'année en cours. En cas de démission d'une AGA avant le 31 décembre, il vous faut adhérer à une autre AGA au plus tard le 1er janvier. Il ne doit pas y avoir d'intervalle entre ces deux dates.

La loi de finances de 2009 [19] a modifié celle de 2006. Elle supprime l'obligation d'adhérer à une AGA à condition de prendre un expert comptable autorisé.

> Article 1649 *quater* L.- « Pour pouvoir faire bénéficier leurs clients ou adhérents des dispositions du 1° du 7 de l'article 158, les professionnels de l'expertise comptable doivent disposer d'une autorisation délivrée par le commissaire du Gouvernement auprès du Conseil régional de l'Ordre des experts-comptables dans le ressort duquel ils sont inscrits, après avis du Conseil régional si elle est demandée par un expert-comptable indépendant ou une société d'expertise comptable, ou après avis de la Commission nationale d'inscription prévue à l'article 42 *bis* de l'ordonnance n° 45-2138 du 19 septembre 1945 portant institution de l'Ordre des experts-comptables et réglementant le titre et la profession d'expert-comptable si elle est demandée par une association de gestion et de comptabilité.
> « Ils doivent, en outre, conclure avec l'administration fiscale une convention portant sur une période de trois ans et dans laquelle ils s'engagent : ... »

Dans le cas contraire, l'adhésion à une AGA restera obligatoire pour éviter la majoration de 25 % sur l'impôt sur le revenu.

Formalités recommandées

À présent, vous avez souscrit aux inscriptions obligatoires.
Des inscriptions volontaires se présentent à vous et vous incitent à la prévoyance.

Couverture sociale complémentaire

L'infirmière libérale ne perçoit les indemnités journalières servies par la CARPIMKO qu'à compter du 91e jour de maladie. Aussi il est fortement recommandé de prendre une assurance complémentaire qui, souscrite dans le cadre de la loi Madelin, permet la déduction de ses cotisations.

Assurances

Cabinet

Une assurance multirisque est nécessaire afin de couvrir la clientèle venant se faire soigner à votre cabinet. Elle couvrira aussi votre matériel et le local (vol, incendie, dégât des eaux, dommages causés aux tiers).
À vous d'en discuter le contenu avec un assureur ou un courtier.

---

19. *Complément en ligne n° 6* : Experts comptables agréés (*cf. Loi de finances 2009 : loi n° 2008-1425 du 27 décembre 2008*).

Surtout, n'hésitez pas à comparer les différents contrats que l'on vous propose et les tarifs.

Automobile

Modifiez votre contrat d'assurance automobile afin d'être désormais assuré en « usage professionnel ». En cas d'accident durant votre activité professionnelle, vous bénéficierez du prêt gracieux d'un véhicule de remplacement en cas d'immobilisation.

Accident du travail

Une indemnisation n'est possible qu'à condition d'avoir adhéré à une assurance volontaire auprès de l'URSSAF dont il faut faire expressément la demande.

Textes officiels

Notre profession est dépendante juridiquement de nombreux textes officiels répartis dans différents codes : Code civil, Code de la Sécurité sociale (CSS), Code pénal, Code de la santé publique (CSP), Code du travail. Citons aussi le Code de l'enseignement appliqué aux étudiants infirmiers.

Ces textes sont régulièrement mis à jour par décrets, arrêtés ou ordonnances.

Nous souhaitons attirer votre attention sur les textes suivants ciblant particulièrement l'exercice infirmier en secteur libéral :

– la Convention nationale, ses avenants ;
– le Code de la santé publique (CSP) ;
– les règles professionnelles ;
– la nomenclature générale des actes professionnels.

Convention nationale des infirmières et infirmiers

Le **Code du travail** représente le document de base en matière de convention.

L'article L. 2221-1 définit ce qu'est une convention :

> « Le présent titre est relatif à la détermination des relations collectives entre employeurs et salariés ; il définit les règles suivant lesquelles s'exerce le droit des salariés à la négociation collective de l'ensemble de leurs conditions d'emploi, de formation professionnelle et de travail et de leurs garanties sociales. »

La **Convention nationale des infirmières libérales** est régie par le Code de la Sécurité sociale. Elle régule les relations soignant-soigné. En effet, le patient, assuré social, fait appel à un professionnel « libéral » (c'est-à-dire libre de ses prix) qui accepte, au travers de sa signature de la convention, d'appliquer les tarifs de la Sécurité sociale permettant ainsi cette régulation.

La convention renvoie à un engagement réciproque, sorte de « contrat », fixé après négociations entre syndicat(s) représentatif(s) des infirmiers libéraux et l'UNCAM [20]. La convention définit les règles d'exercice : conditions d'installation, honoraires, organisation de la formation continue, droits et obligations de chaque partenaire.

Son aménagement se fait par des avenants applicables après approbation *via* les arrêtés interministériels.

Elle fait l'objet d'un écrit qui, théoriquement, vous est remis lors de votre installation. Mais vous la trouvez ainsi que ses avenants sur le site de l'assurance maladie (www.ameli.fr).

Si une infirmière libérale n'est pas conventionnée, les patients faisant appel à elle seront remboursés au tarif dit d'« autorité » [21] dont le montant se situe, selon l'importance des agglomérations, entre 0,21 et 0,24 centime d'euro par acte (le coefficient 1 en cas de conventionnement est à 3,15 €) et, pour les déplacements, entre 0,06 à 0,08 centime d'euro (l'indemnité de déplacement forfaitaire est à 2,50 €).

Nombreux sont les patients qui ne font pas l'avance des frais puisqu'ils sont pris en charge entièrement par l'assurance maladie. Dans ce cas, les caisses primaires règlent la totalité des soins aux professionnels par les « paiements différés ». Ces derniers représentent, pour de nombreuses « libérales », la part la plus importante des honoraires.

On comprend aisément que la plupart des infirmières libérales choisissent le conventionnement. En faisant ce choix, elles bénéficient d'une participation de la CNAM à leurs charges sociales – maladie, maternité, décès, vieillesse – mais elles s'engagent, en contrepartie, à respecter les tarifs conventionnels ainsi que l'ensemble du contenu de la convention.

Lors de votre inscription, il vous sera demandé de faire ce choix ; nous vous conseillons d'être conventionnée.

Code de la santé publique

La dernière version du Code de la santé publique en date du 29 août 2008 (4e partie : Professions de santé ; Livre III : auxiliaires médicaux, Chapitre 1er : exercice de la profession) en sa section 1 « Actes professionnels » nous concerne tout particulièrement. C'est le décret du 29 juillet 2004 qui a codifié les articles dans le CSP [22].

---

20. UNCAM : l'Union nationale des caisses d'assurance maladie est une nouvelle instance créée par la loi de réforme de l'assurance maladie d'août 2004, qui regroupe les trois principaux régimes d'assurance maladie : le régime général, le régime agricole (mutualité sociale agricole – MSA), le régime social des indépendants (RSI) (http://fr.wikipedia.org/wiki/Union_nationale_des_caisses_-d%27assurance_maladie).

21. *Complément en ligne n° 7* : Code de la Sécurité sociale, article L. 162-5-10 : « Tarifs d'autorité de la Sécurité sociale ».

22. *Complément en ligne n° 8* : CSP : « Actes professionnels ».

ENCADRÉ 3

Extrait de la Convention nationale

« Titre VI – Dispositions sociales

« Les parties signataires de la convention conviennent que les caisses d'assurance maladie participeront au financement des cotisations sociales dues par les infirmières et infirmiers libéraux conventionnés selon les modalités suivantes.

« Au titre du régime d'assurance maladie, maternité, décès des praticiens et auxiliaires médicaux conventionnés, les infirmières et infirmiers libéraux conventionnés doivent une cotisation prévue à l'article L. 722-4 du Code de la Sécurité sociale.

« La participation des caisses est assise sur le montant du revenu net de dépassements d'honoraires. Cette participation correspond à 9,7 % de ce montant.

« Au titre du régime des avantages complémentaires de vieillesse prévu à l'article L. 645-2 du Code de la Sécurité sociale, la participation des caisses à la cotisation due par les infirmières et infirmiers libéraux conventionnés est fixée au double de la cotisation des infirmières et infirmiers libéraux bénéficiaires. Le montant de cette dernière est fixé à quarante fois la valeur de l'index AMV.

« Ces dispositions pourront être revues ultérieurement par les partenaires dans le cadre de la convention ou, éventuellement, dans le cadre d'un accord commun interprofessionnel.

« La participation de l'assurance maladie est versée aux organismes de recouvrement, sur leur appel, par :

- la CPAM du lieu d'installation de l'infirmière ou infirmier libéral(e) pour la cotisation due au titre du régime d'assurance maladie, maternité et décès ;
- chacun des organismes participant au financement pour la cotisation due au titre du régime des avantages complémentaire vieillesse.

« Le montant annuel de la participation des caisses aux cotisations sociales des infirmières et infirmiers libéraux est réparti entre les régimes d'assurance maladie selon des clefs fixées par arrêté interministériel pour les répartitions de la contribution prévue à l'article L. 138-1 du Code de la Sécurité sociale et des remises prévues à l'article L. 162-18 du Code de la Sécurité sociale. »

Anciennement connu comme décret de compétence avant son intégration au Code de la santé publique en 2004, puis décret d'actes, il ouvre bien plus largement notre rôle d'infirmière et nous attribue des missions.

Nous citerons ici les articles plus spécifiques à l'exercice en secteur libéral sans pour autant négliger les autres articles.

Les articles R. 4311-1, R. 4311-2, R. 4311-3 et R. 4311-15 définissent notre rôle en termes d'objectifs de soins : protéger, prévenir, restaurer, promouvoir, maintenir en santé et dans le cadre de vie, insérer ou réinsérer.

L'article R. 4311-2 énonce :

> « Les soins infirmiers, préventifs, curatifs ou palliatifs intègrent **qualité technique et qualité des relations avec le malade**. Ils sont réalisés en tenant compte de **l'évolution des sciences et des techniques. Ils ont pour objet, dans le respect des droits de la personne, dans le souci de son éducation à la santé** et en tenant compte de la personnalité de celle-ci dans ses composantes physiologique, psychologique, économique, sociale et culturelle... »

Essentielle en santé publique et en relation avec les autres professionnels de santé, notre fonction s'accompagne de notions fondamentales telles que :

- la qualité des soins et des relations humaines ;
- le caractère évolutif de notre rôle ;
- le respect de la personne en vue de son éducation à la santé selon les dimensions physiques, psychologiques, socioculturelles et économiques.

Cet article d'une apparente généralité regroupe rôle propre et rôle prescrit. Il développe notre compétence par l'intermédiaire du rôle autonome qui nous est dévolu. Il marque notre art et notre spécificité en empêchant sa réduction au seul accomplissement des soins d'hygiène (ce qui serait une erreur).

La démarche clinique ainsi que le diagnostic infirmier complètent notre autonomie fonctionnelle, d'une part, en utilisant un raisonnement scientifique et, d'autre part, en donnant un langage commun à notre profession. L'élargissement de notre rôle implique donc des responsabilités nouvelles.

Nous devons nous approprier tout ce que le législateur a acté et y voir l'autonomie suffisante pour exercer avec aisance et développer spécifiquement la discipline des soins infirmiers.

L'article R. 4311-5 liste 42 items des soins dispensés dans le cadre du rôle propre de l'infirmière.

Il faut noter l'ajout de l'article R. 4311-5-1 [23] dont l'importance se situe dans le fait qu'il est rattaché à notre rôle propre. Il faut cependant être conscient que les conditions sont l'exclusion de la primo-vaccination qui relève toujours du médecin, la tenue du dossier de soins et la pharmacovigilance qui s'ensuivent.

L'article R. 4311-7 liste les actes sur prescription médicale en présence ou non du médecin, la mise en place des traitements antalgiques selon des protocoles écrits,

---

23. Article R. 4311-5-1 créé par le décret n° 2008-877 du 29 août 2008 – art. 1. « L'infirmier ou l'infirmière est habilité à pratiquer l'injection du vaccin antigrippal, à l'exception de la première injection, dans les conditions définies à l'article R. 4311-3 et conformément au résumé des caractéristiques du produit annexé à l'autorisation de mise sur le marché du vaccin injecté, sur certaines personnes dont les conditions d'âge et les pathologies dont elles peuvent souffrir sont précisées par arrêté du ministre chargé de la Santé. L'infirmier ou l'infirmière indique dans le dossier de soins infirmiers l'identité du patient, la date de réalisation du vaccin ainsi que le numéro de lot du vaccin lors de l'injection. Il ou elle déclare au centre de pharmacovigilance les effets indésirables portés à sa connaissance susceptibles d'être dus au vaccin. »

datés, signés par le médecin, la participation à la mise en œuvre par le médecin d'une première injection d'allergènes, d'un premier sondage chez l'homme présentant une rétention d'urine et enfin d'actions de première urgence.

L'article R. 4311-8 nous habilite à « *entreprendre et à adapter des traitements antalgiques* » dans le cadre de protocoles précis intégrés dans le dossier de soins.

L'article R. 4311-9 cite les actes que peut accomplir l'infirmière sur prescription médicale écrite, mais **à condition qu'un médecin puisse intervenir à tout moment** : il s'agit, entre autres, d'injections et de perfusions de produits d'origine humaine, d'injections de médicaments à des fins analgésiques dans des cathéters périduraux et intra-thécaux. On comprend aisément que ces soins sont actuellement irréalisables à domicile.

Au domicile des patients, du fait qu'elle est seule, l'infirmière libérale met régulièrement en œuvre toutes les facettes de ces soins. Auprès de certaines clientèles, le rôle propre revêt une importance primordiale. N'oublions pas non plus notre rôle dans l'éducation à la santé du patient.

Règles professionnelles

Les règles professionnelles [24] s'inscrivent au Code de la santé publique dans les articles R. 4312-1 à R. 4312-49. Véritables règles de déontologie, elles s'imposent à toute personne exerçant la profession d'infirmière. Ces dernières seront reprises dans le Code de déontologie actuellement en rédaction par le conseil de l'Ordre.

Les règles professionnelles comprennent 48 articles qui se déclinent en plusieurs parties. Le titre II concerne spécifiquement les infirmiers libéraux.

Trois thèmes principaux se dégagent.

Devoirs généraux

- respect de la vie, de la personne humaine, du secret professionnel ;
- indépendance professionnelle, obligation d'actualiser ses connaissances professionnelles, confraternité, collaboration avec d'autres professionnels de santé ;
- obligation d'avoir un cabinet répondant à des règles précises, établissement de contrats lors de remplacement.

Devoirs envers les patients

- soins consciencieux donnés à tous, sans tenir compte des origines des personnes, des croyances ou d'une appartenance ou non à une ethnie, du sexe, de l'âge, de la religion ;
- interventions selon l'intérêt du patient en assurant sa protection, respect du secret professionnel, respect des prescriptions médicales, engagement de continuité des soins ;
- information du patient sur le tarif des actes, transparence par rapport aux soins effectués.

---

24. *Complément en ligne n° 9* : CSP, extrait, partie IV, livre 111, titre 1er, chapitre II, section 1-2-3 : « Règles professionnelles ».

Devoirs envers les confrères

– absence de concurrence déloyale ;
– conditions de remplacement ;
– impossibilité de salarier un collègue, un aide-soignant ou un étudiant.

Nomenclature générale des actes professionnels [25]

La Nomenclature générale des actes professionnels (NGAP) constitue la référence par excellence de notre exercice d'infirmière libérale. Elle a pour objet la tarification et le remboursement des actes effectués auprès des patients.
Elle se compose de deux parties.

Titre XVI spécifique aux infirmières libérales

Le titre XVI de la NGAP est **une liste d'actes** concernant les soins infirmiers répartis en deux chapitres : soins de pratique courante et soins spécialisés, divisés en 12 articles pour l'un et 6 pour l'autre.
Chaque article inclut plusieurs actes, suivis de leur cotation et, pour quelques-uns, de la lettre AP signifiant que la prise en charge de l'acte est soumise à la formalité de l'accord préalable.

Dispositions générales

Elles sont applicables à tous les professionnels de santé. Les points essentiels suivants éclaireront votre choix de codification et de tarification.

Article premier

> « Les nomenclatures prises en application de l'article 7 du décret n° 60-451 du 12 mai 1960 modifié établissent la liste, avec leur cotation, des actes professionnels que peuvent avoir à effectuer les médecins et, dans la limite de leur compétence, les chirurgiens-dentistes, sages-femmes et **auxiliaires médicaux**.
> « Ces nomenclatures s'imposent aux praticiens et auxiliaires médicaux pour communiquer aux organismes d'assurance maladie, tout en respectant le secret professionnel, et dans l'intérêt du malade, le type et la valeur des actes techniques effectués en vue du calcul par les organismes de leur participation. »

ENCADRÉ 4

La nomenclature permet d'indiquer aux caisses primaires la cotation et la définition de vos actes dans le respect du secret professionnel.

---

25. *Complément en ligne n° 10* : Nomenclature des actes professionnels (http://www.ameli.fr/264/DOC/1692/article.html) (AMELI : Nomenclature générale des actes professionnels).

Article 2 : lettres et coefficients

« Tout acte est désigné par une lettre-clé et un coefficient. »

– Lettre-clé

La lettre-clé est un signe dont la valeur en unité monétaire est établie dans les conditions prévues par les dispositions législatives et réglementaires relatives à la détermination des tarifs pour les soins médicaux dispensés aux assurés sociaux.

Selon le type de l'acte, les lettres-clés à utiliser sont les suivantes pour les infirmières :

- **AMI** : actes pratiqués par l'infirmier ou l'infirmière, à l'exception des actes infirmiers de soins qui donnent lieu à application de la lettre clé AIS ;
- **AIS** : actes infirmiers de soins. La lettre-clé AIS est applicable aux séances de soins infirmiers et aux gardes au domicile des malades ;
- DI : démarche de soins infirmiers.
- Coefficient

Le coefficient est un nombre indiquant la valeur relative de chaque acte professionnel.

Article 3 : notation d'un acte

« Le praticien ou l'auxiliaire médical doit indiquer sur la feuille de maladie non pas la nature de l'acte pratiqué mais simplement sa codification, comportant le numéro de l'acte figurant à la nomenclature. »

ENCADRÉ 5

Une injection intramusculaire sera cotée AMI 1.

Article 4 : remboursement par assimilation

« Lorsqu'un malade présente une pathologie inhabituelle justifiant un acte ne figurant pas à la nomenclature, l'acte exceptionnel peut être assimilé à un acte de même importance porté sur la nomenclature et, en conséquence, affecté du même coefficient. Le remboursement de cet acte est subordonné à l'avis favorable du contrôle médical rendu après examen clinique du bénéficiaire par le praticien-conseil et à l'accomplissement des formalités de l'entente préalable, comme il est indiqué à l'article 7 ci-après. Toutefois, l'absence de réponse de la caisse dans un délai de trois semaines doit être considérée comme un refus tacite de la demande d'assimilation. »

Article 5 : actes donnant lieu à prise en charge ou remboursement

« Seuls peuvent être pris en charge ou remboursés par les caisses d'assurance maladie, sous réserve que les personnes qui les exécutent soient en règle vis-à-vis des dispositions législatives, réglementaires et disciplinaires concernant l'exercice de leur profession : les actes effectués personnellement par un auxiliaire médical, sous réserve qu'ils aient fait l'objet d'une prescription médicale écrite qualitative et quantitative et qu'ils soient de sa compétence.

« Sauf cas expressément prévu par la présente nomenclature, un acte ne peut être noté par le praticien ou auxiliaire médical et donner lieu à remboursement que si, pendant la durée de son exécution, ce praticien ou auxiliaire médical s'est consacré exclusivement au seul malade qui en a été l'objet. »

ENCADRÉ 6

Le projet de loi relative à la santé 2014 actuellement à l'étude au Sénat prévoit un changement majeur à l'article 29. Ce dernier autorisera désormais les infirmières libérales à accueillir des étudiants infirmiers sans préjudice des mesures prévues à l'article 5 des dispositions générales de la Nomenclature générale des actes professionnels (NGAP). Extrait de l'article 29 : « Les actes ainsi effectués sont réputés être accomplis par l'infirmier diplômé. »
Ainsi, l'infirmière tutrice pourra se faire régler les soins effectués sous son contrôle par l'étudiante.

Article 7 : accord préalable

« La Caisse d'assurance maladie ne participe aux frais résultant de certains actes que si, après avis du contrôle médical, elle a préalablement accepté de les prendre en charge, sous réserve que l'assuré remplisse les conditions légales d'attribution des prestations. »

En l'absence de réponse dans le délai de 15 jours après l'envoi, l'assentiment de la caisse est réputé acquis [26].

Article 11 : actes multiples au cours de la même séance

« 1 – Lorsque, au cours d'une même séance, plusieurs actes inscrits à la nomenclature sont effectués sur un même malade par le même praticien, l'acte du coefficient le plus important est seul inscrit avec son coefficient propre.
« Le deuxième acte est ensuite noté à 50 % de son coefficient.
« Les actes suivant le second ne donnent pas lieu à honoraires et n'ont pas à être notés sur la feuille de maladie.
« En cas d'actes multiples au cours de la même séance, le praticien ne doit pas noter le coefficient global, mais les coefficients correspondant à chacun des actes effectués. »

Des dérogations existent à cette règle, inscrites à la NGAP :
- le cumul à taux plein des cotations peut se faire pour la perfusion d'une durée égale ou inférieure à une heure avec une perfusion d'une durée supérieure à une heure ;
- la cotation d'une perfusion ou de pansements lourds et complexes nécessitant des conditions d'asepsie rigoureuse peut s'ajouter à la séance de soins infirmiers ;
- la prise en charge à domicile d'un patient insulinodépendant où le cumul des actes spécifiques le concernant est possible.

---

26. Circulaire CNAM CIR 17/2002 du 17 janvier 2002.

Article 13 : frais de déplacement pour actes effectués au domicile du malade

« Lorsqu'un acte inscrit à la nomenclature doit être effectué au domicile du malade, les frais de déplacement du praticien sont remboursés, en sus de la valeur propre de l'acte ; ce remboursement est, selon le cas, forfaitaire ou calculé en fonction de la distance parcourue et de la perte de temps subie par le praticien.

• Indemnité horokilométrique (IK)

« Lorsque la résidence du malade et le domicile professionnel du praticien ne sont pas situés dans la même agglomération et lorsque la distance qui les sépare est supérieure à 2 km en plaine ou 1 km en montagne, les frais de déplacement sont remboursés sur la base d'une indemnité horokilométrique dont la valeur unitaire est déterminée dans les mêmes conditions que celles des lettres-clés prévues à l'article 2. L'indemnité horokilométrique s'ajoute à la valeur propre de l'acte.

• Frais de déplacement pour actes effectués dans un établissement assurant l'hébergement des personnes âgées

« Lorsque, au cours d'un même déplacement, le médecin, le chirurgien-dentiste ou l'auxiliaire médical intervient dans un établissement assurant l'hébergement des personnes âgées, pour effectuer des actes sur plus d'un patient, les frais de déplacement ne peuvent être facturés, selon les modalités prévues par l'article 13 ci-dessus, qu'une seule fois. »

Article 14 : actes effectués la nuit ou le dimanche

« Lorsque, en cas d'urgence justifiée par l'état du malade, les actes sont effectués la nuit ou le dimanche et jours fériés, ils donnent lieu, en plus des honoraires normaux et, le cas échéant, de l'indemnité de déplacement, à une majoration.

« Sont considérés comme actes de nuit les actes effectués entre 20 heures et 8 heures, mais ces actes ne donnent lieu à majoration que si l'appel au praticien a été fait entre 19 heures et 7 heures. »

Article 23 : majorations MAU et MCI[27]

« **La MAU (Majoration d'acte unique)** permet de ne pas se déplacer pour moins de 7 €, elle est d'une valeur de 1,35 € par passage mais est limitée aux actes cotés AMI 1 ou AMI 1,5.

« **La MCI (Majoration de coordination infirmière)** est d'une valeur de 5 € par passage ; elle concerne les patients en soins palliatifs (intégralité du titre XVI de la NGAP) et les malades nécessitant des pansements lourds et complexes (cotés AMI 4). Elle est applicable seulement aux soins réalisés à domicile, et une seule fois par intervention, non cumulable avec la Majoration pour acte unique (MAU).

Être remplaçante

Vous voulez être remplaçante ?

Il vous faut demander une autorisation de remplacement au Directeur de l'ARS qui vous sera délivrée pour un an, renouvelée à votre initiative.

---

27. Décision UNCAM du 20 décembre 2011 mise en application le 27 mai 2012.

Le statut des remplaçantes est défini dans la Convention nationale, Titre 5, article 5.2.3 aménagé par l'avenant n° 1.

Les règles à respecter sont les suivantes.

– Être titulaire du diplôme d'État ou d'une autorisation de remplacement en cours de validité délivrée par le directeur de l'ARS de son lieu d'exercice principal.
– Conclure un contrat de remplacement avec l'infirmière libérale remplacée dès lors que le remplacement dure plus de 24 heures ou s'il est d'une durée inférieure mais répété ; la remplaçante prend alors la situation conventionnelle de la remplacée. Par conséquent, elle ne peut remplacer une infirmière déconventionnée.
– Ne remplacer que deux infirmières simultanément.
– Justifier d'une activité de 18 mois, soit 2 400 heures effectives de travail dans les 6 années précédant la date de demande de remplacement. Ces heures doivent avoir été faites dans un établissement de soins, une structure de soins ou encore un groupement de coopération sanitaire (GCS). L'expérience professionnelle est alors considérée comme étant acquise en équipe de soins au sein d'un service organisé où l'infirmière est amenée à dispenser des soins infirmiers effectifs à une population dont l'état de santé justifie des interventions infirmières diversifiées, sous la responsabilité d'un médecin ou d'une infirmière cadre.
– Faire connaître aux caisses son numéro d'inscription à l'Ordre des infirmiers ainsi que l'adresse du cabinet professionnel dans lequel est assuré le remplacement.

Si vous exercez en tant que remplaçante, vous ne pouvez pas vous prévaloir de l'assurance RCP déjà souscrite par l'infirmière que vous remplacez.

La loi du 4 mars 2002 relative aux droits des malades et à la qualité du système de santé fait obligation au remplaçant de souscrire son propre contrat de responsabilité civile professionnelle pour les soins qu'il prodigue à la clientèle.

Cumul d'une activité salariée et d'une activité libérale

Ce cumul est possible à plusieurs conditions :

– Lors de votre enregistrement à l'ARS, **vous choisirez le statut « mixte »** en remplissant votre fiche ADELI, dans la case « situation professionnelle ».
– **Pour les infirmières du secteur privé :** aucune clause du contrat de travail ne doit l'interdire et ce, de façon expresse. De plus, cela ne doit pas nuire à votre assiduité au travail. Votre activité libérale ne doit pas concurrencer celle de votre employeur en raison de l'obligation de loyauté qui pèse sur tout salarié. Il faut alors obtenir son autorisation.
– Si le cumul est possible, il vous faut noter que votre activité salariée ne vous exonérera pas pour autant de vos cotisations sociales dues au titre de votre activité libérale ; autrement dit, il vous faudra cotiser simultanément aux deux régimes.
– Dans la fonction publique, il faut impérativement obtenir une disponibilité clairement définie dans la loi n° 86-33 du 9 janvier 1986 version consolidée au 4 mars 2010.

ENCADRÉ 7

Statut général de la Fonction publique hospitalière

Titre IV : Loi n° 86-33 du 9 janvier 1986 portant dispositions statutaires relatives à la fonction publique hospitalière
Article 62 :
« La disponibilité est la position du fonctionnaire qui, placé hors de son établissement, cesse de bénéficier, dans cette position, de ses droits à l'avancement et à la retraite[28]. »

Diplômes obtenus à l'étranger

Pour travailler en France comme infirmière, il faut être :
- soit titulaire du diplôme d'État obtenu suite à la formation effectuée dans un Institut de formation en soins infirmiers (IFSI) ;
- soit être titulaire d'un diplôme obtenu dans un pays membre de l'Union européenne ou faisant partie de l'accord sur l'Espace économique européen (EEE).

L'autorisation d'exercer est délivrée par le directeur de l'ARS après avis de la commission des infirmiers et de l'Ordre Infirmier sur le dossier présenté par le demandeur. Si la formation est inférieure d'un an à celle du diplôme d'État français ou a un contenu « substantiellement » différent, la commission vérifie l'ensemble de la formation effectuée dans le pays d'obtention du diplôme et l'expérience professionnelle de l'intéressé. Au cas où ces éléments s'avèrent insuffisants, une compensation peut être proposée soit par une épreuve d'aptitude, soit par un stage d'adaptation [29].

Responsabilité de l'infirmière

Il faut distinguer responsabilité morale, responsabilité civile et responsabilité pénale.
La responsabilité morale est une démarche personnelle de conscience alors que la responsabilité civile ou pénale fait intervenir la justice et la mise en œuvre de procédés tendant à prouver une faute professionnelle.

Responsabilité morale

Elle renvoie à un certain nombre de règles morales et sociales.
L'infirmière doit faire appel à son jugement afin d'assumer ses « responsabilités » :
- assurer la meilleure prise en charge du patient et lui prodiguer les soins les plus efficients possibles ;

28. *Complément en ligne n° 11* : Statut général de la fonction publique, article n° 62.
29. *Annexe 3* et *Complément en ligne n° 12* : CSP, extrait : « Autorisation d'exercice ».

– refuser d'effectuer un acte hors de sa compétence, évitant d'engager une plus grande responsabilité ;
– joindre si besoin et sans hésiter un interlocuteur : juge pour enfants, médecin, assistante sociale ;
– mettre en place des outils de travail, par exemple la fiche d'intervention infirmière (FII) [30] présentée par Sidéral Santé permettant d'assurer un suivi du patient : dossier de soins dont la mise en place et la gestion nous incombent et dont l'absence pourrait être lourde de conséquences ;
– maintenir ses connaissances, en acquérir de nouvelles.

La responsabilité de l'infirmière est engagée par rapport :
– à son rôle propre, autonome ;
– aux actions qui en découlent et qu'elle met en place ;
– aux outils y afférant : feuille de surveillance, dossier de soins.

ENCADRÉ 8

Être responsable, c'est répondre des conséquences de ses actes ou de l'absence de ceux-ci.

Par conséquent, la responsabilité implique l'obligation de réparer le dommage causé par sa faute.

L'infirmière libérale a une responsabilité plus éminente que sa collègue hospitalière du fait de son isolement professionnel, particularité de cette forme d'exercice.

Ces spécificités sont les suivantes :
– travail individuel au domicile du patient ;
– secteur géographique plus ou moins difficile : campagne, montagne ;
– intervention seule chez le patient face à une prescription orale d'urgence ou encore mal rédigée ;
– charge de travail incompressible due à l'accès aux soins pour tous ;
– respect du secret professionnel tout en installant des dossiers de soins de suivi ;
– continuité des soins à assurer, quelles que soient la charge de travail et la fatigue, d'où l'obligation et la nécessité d'avoir une assurance responsabilité civile professionnelle (RCP).

Il est essentiel de situer le cadre juridique de nos interventions infirmières. L'intégrité physique de la personne est protégée par les lois inscrites au Code pénal (Livre II, Titre II) et au Code civil (Chapitre II : Du respect du corps humain).

30. *Complément en ligne n° 13* : Fiche d'intervention infirmière (FII), avec l'aimable autorisation de Sidéral Santé (www.sideralsante.fr).

– Article 16 :

> « La loi assure la primauté de la personne, interdit toute atteinte à la dignité de celle-ci et garantit le respect de l'être humain dès le commencement de sa vie. »

– Article 16-3 :

> « Il ne peut être porté atteinte à l'intégrité du corps humain qu'en cas de nécessité médicale pour la personne ou, à titre exceptionnel, dans l'intérêt thérapeutique d'autrui.
> « Le consentement de l'intéressé doit être recueilli préalablement hors le cas où son état rend nécessaire une intervention thérapeutique à laquelle il n'est pas à même de consentir. »

– Article 16-4 :

> « Nul ne peut porter atteinte à l'intégrité de l'espèce humaine... »

En effet, l'acte de soin met en cause l'intégrité physique et psychique de la personne. Il constitue pour la personne une violence même s'il est « bienveillant ».
Les exceptions à ces lois concernent les soignants, le soin étant légitimé par le consentement du patient et par son but médical.

Différentes responsabilités juridiques

Responsabilité civile

- Elle concerne les infirmières du secteur privé et du secteur libéral.
- Elle entraîne la réparation d'un dommage subi par autrui, par sa propre faute, par le versement de dommages-intérêts.
- Elle peut conduire à la comparution devant le Tribunal de grande instance (TGI).
- Pour une infirmière du privé, les dommages et intérêts sont versés par l'employeur (ou sa compagnie d'assurance).
- Pour l'infirmière libérale, ils sont acquittés par sa compagnie d'assurance (RCP).

Responsabilité administrative

- Elle concerne tout établissement ou service public.
- Le préjudice peut être dû à un défaut de fonctionnement du service public ou à la faute d'un agent du service public.
- Elle entraîne la réparation par des dommages et intérêts.
- Elle peut conduire à la comparution devant le Tribunal administratif (TA).
- Les dommages-intérêts sont, en principe, réglés par l'hôpital ou sa compagnie d'assurance.
- Si la faute est grave, la clinique ou l'hôpital pourra se retourner contre l'infirmière fautive.

Responsabilité disciplinaire

– Elle concerne l'application de sanctions.
– Article L. 145-2 du Code de la Sécurité sociale :

> « Les sanctions susceptibles d'être prononcées par la section des assurances sociales de la chambre disciplinaire de première instance ou par la section spéciale des assurances sociales du Conseil national de l'Ordre des médecins ou des chirurgiens-dentistes ou des sages-femmes sont :
> – l'avertissement ;
> – le blâme avec ou sans publication ;
> – l'interdiction temporaire ou permanente du droit de donner des soins aux assurés sociaux ;
> – en cas d'abus d'honoraires, le remboursement à l'assuré du trop perçu ou le reversement aux organismes de Sécurité sociale du trop remboursé... ».

– Elle peut mener à une sanction prise contre un employé par son employeur.
– Elle peut amener une sanction à l'encontre d'une infirmière du secteur libéral prise par le conseil régional ou par la section spéciale des assurances sociales du Conseil national de l'Ordre des médecins ou des chirurgiens-dentistes.

Notez que cet article n'a pas encore été revu mais il est prévisible que les sanctions seront prises dans un proche avenir par le Conseil national de l'Ordre des infirmiers pour les membres de notre profession.

– CSP. Article L. 4312-7, modifié par la loi n° 2009-879 du 21 juillet 2009 – article 63 (V) :

> « I.- Le Conseil national de l'Ordre remplit sur le plan national les missions définies à l'article L. 4312-2.
> « Il élabore le Code de déontologie. Il veille à l'observation, par tous les membres de l'Ordre, des devoirs professionnels et des règles édictées par ce code. Il étudie les questions ou projets qui lui sont soumis par le ministre chargé de la Santé.
> « Il peut, devant toutes les juridictions, exercer tous les droits réservés à la partie civile relativement aux faits portant un préjudice direct ou indirect à l'intérêt collectif de la profession d'infirmier, y compris en cas de menaces ou de violences commises en raison de l'appartenance à cette profession. »

– CSP. Article L. 4122-3, modifié par la loi n° 2009-879 du 21 juillet 2009 – article 62 (V), modifié par l'ordonnance n° 2010-177 du 23 février 2010 – article 14 :

> « I.- La chambre disciplinaire nationale, qui connaît en appel des décisions rendues par les chambres disciplinaires de première instance, siège auprès du conseil national. Elle comprend des assesseurs titulaires et un nombre égal d'assesseurs suppléants de nationalité française, élus dans les mêmes conditions.
> « II.- Elle est présidée par un membre du Conseil d'État, en activité ou honoraire, ayant au moins le rang de conseiller d'État, désigné conformément à l'article L. 4122-1-1. Un ou plusieurs présidents suppléants sont désignés dans les mêmes conditions.

« III.- Sont inéligibles les praticiens ayant été sanctionnés en application des dispositions de l'article L. 4124-6 du présent code et de l'article L. 145-2-1 du Code de la Sécurité sociale.

« Les fonctions exercées par les membres de la chambre disciplinaire nationale sont incompatibles avec la fonction d'assesseur à la chambre disciplinaire de première instance.

« Aucun membre de la chambre disciplinaire nationale ne peut siéger lorsqu'il a eu connaissance des faits de la cause à raison de l'exercice d'autres fonctions ordinales.

« IV.- Les décisions de la chambre disciplinaire nationale sont rendues en formation collégiale, sous réserve des exceptions, précisées par décret en Conseil d'État, tenant à l'objet de la saisine ou du litige ou à la nature des questions à examiner ou à juger. Elles doivent être motivées.

« V.- Peuvent faire appel, outre l'auteur de la plainte et le professionnel sanctionné, le ministre chargé de la Santé, le représentant de l'État dans le département, le directeur général de l'Agence régionale de santé, le procureur de la République, le conseil départemental et le Conseil national de l'Ordre intéressé. L'appel contre les décisions des chambres disciplinaires de première instance a un effet suspensif, sauf lorsque la chambre est saisie en application de l'article L. 4113-14.

« Les décisions rendues par la chambre disciplinaire nationale sont susceptibles de recours devant le Conseil d'État. »

Responsabilité pénale

- Elle concerne une faute commise visée dans le Code pénal entraînant un jugement devant le tribunal et, par conséquent, une peine de prison (avec ou sans sursis) et/ou une amende ou les deux réunies.
- Trois cas pouvant entraîner la responsabilité pénale de l'infirmière sont envisagés dans le Code pénal[31] :
- **homicides, coups et blessures involontaires** : ce sont les délits les plus souvent reprochés aux infirmières, homicide involontaire mais aussi incapacité de travail supérieure à trois mois pour le patient. Ils entraînent des peines de prison et des amendes ;
- **délit non intentionnel** : si l'infirmière n'a pas pris les mesures nécessaires afin d'éviter le dommage ;
- **non-assistance à personne en danger** : cette obligation s'applique à tout citoyen.

Cette dernière situation peut se présenter lors de prescriptions médicales erronées, voire dangereuses, qui doivent être relevées par le pharmacien mais aussi par l'infirmière.

Une erreur dans la prescription non relevée par le pharmacien lors de la délivrance des médicaments, ni par l'infirmière lors de l'exécution de son acte, entraîne une responsabilité des trois acteurs de santé impliqués, à savoir :

- le médecin prescripteur ;
- le pharmacien ;

31. *Complément en ligne n° 14* : Code pénal, extraits : « Responsabilité pénale ». *Complément en ligne n° 15* : loi n° 2000-647 du 10 juillet 2000 tendant à préciser la définition des délits non intentionnels.

– l'infirmière.

Le décret de compétence réglemente toutes les interventions de l'infirmière auprès des patients :

– un acte ne relevant pas de sa compétence, prescrit par un médecin, ne doit pas être effectué par une infirmière ;
– un acte infirmier ne doit pas être délégué à quelqu'un qui n'a pas la compétence pour le réaliser ; cette personne serait poursuivie pénalement pour exercice illégal de la profession d'infirmière. Dans ce cas, l'infirmière serait également poursuivie pour avoir délégué des actes de sa compétence.

ENCADRÉ 9

Dans le respect du décret de compétence, les prescriptions médicales doivent être :

- nominatives ;
- qualitatives, quantitatives ;
- datées, signées et lisibles.

Dans quels cas de figure y a-t-il responsabilité ?

– L'aléa thérapeutique constitue la complication et n'engage pas la responsabilité.
– L'erreur ne traduit pas l'incompétence professionnelle et n'engage pas non plus la responsabilité.
– La faute témoigne d'un manquement à l'obligation de mettre en œuvre le maximum afin d'obtenir le meilleur résultat ; **la faute entraîne le dommage**.

Le patient subit un préjudice : **il y a existence d'une faute ayant entraîné un dommage, donc lien de cause à effet**.

ENCADRÉ 10

Ces trois conditions doivent être réunies pour qu'un recours en responsabilité soit possible :

- la faute ;
- le dommage ;
- le lien de causalité.

Responsabilité contractuelle

– Elle concerne particulièrement l'infirmière libérale qui s'engage à donner aux malades des soins consciencieux, attentifs et conformes aux données actuelles de la science infirmière.
– Elle implique le respect de la convention : application des tarifs conventionnels.
– En cas de non-respect : dé-conventionnement.

Comme vous le constatez à la lecture de ce chapitre, être infirmière libérale, c'est prendre ses responsabilités en favorisant la meilleure prise en charge globale possible de ses patients mais en acceptant également d'assumer la responsabilité juridique qui pourrait en résulter.

Loi du 4 mars 2002 : « Droit des malades et qualité du système de santé »

Cette loi relative aux droits des malades, adoptée le 19 février 2002, a fait l'objet de travaux préparatoires, rapports et discussions qui auront duré environ un an ; c'est dire le caractère essentiel qu'elle a !
L'importance des thèmes abordés et du cadre légal institué par ce texte mérite une attention particulière. Nous vous en présentons quelques grandes lignes.

Démocratie sanitaire

Deux pôles s'en dégagent : le droit de la personne et le droit des usagers (Livre Ier, titre 2).

Droit de la personne

> « Le droit fondamental à la protection de la santé doit être mis en œuvre par tout moyen disponible au bénéfice de la personne. »

ENCADRÉ 11

De ce fait, les professionnels de santé garantissent « l'égal accès » aux soins à tous et assurent la continuité des soins dans la plus grande sécurité sanitaire possible.

– La personne malade ne peut faire l'objet de discriminations dans l'accès à la prévention ou aux soins. Il est important de connaître l'article L. 1110-3 du Code de la Sécurité sociale, modifié par la loi n° 2009-879 du 21 juillet 2009 – article 54 dont voici un extrait :

> « Aucune personne ne peut faire l'objet de discriminations dans l'accès à la prévention ou aux soins.
> « Un professionnel de santé ne peut refuser de soigner une personne pour l'un des motifs visés au premier alinéa de l'article 225-1 du Code pénal ou au motif qu'elle est bénéficiaire de la protection complémentaire ou du droit à l'aide prévus aux articles L. 861-1 et L. 863-1 du Code de la Sécurité sociale, ou du droit à l'aide prévue à l'article L. 251-1 du Code de l'action sociale et des familles.
> « Toute personne qui s'estime victime d'un refus de soins illégitime peut saisir le directeur de l'organisme local d'assurance maladie ou le président du conseil territorialement compétent de l'ordre professionnel concerné des faits qui permettent d'en présumer l'existence. Cette saisine vaut dépôt de plainte. Elle est communiquée à

l'autorité qui n'en a pas été destinataire. Le récipiendaire en accuse réception à l'auteur, en informe le professionnel de santé mis en cause et peut le convoquer dans un délai d'un mois à compter de la date d'enregistrement de la plainte ».

– La personne malade possède un droit :
– au respect de sa dignité, de sa vie privée et du secret des informations la concernant (sauf cas dérogatoires que nous abordons au paragraphe concernant le secret professionnel, p. 61) ;
– aux soins les plus appropriés compte tenu de son état de santé ;
– aux soins visant à soulager sa douleur.

ENCADRÉ 12

Les professionnels de santé mettent en œuvre tous les moyens à leur disposition pour assurer à chacun une vie digne jusqu'à la mort.

Droit des usagers

Dans le Code de la santé publique, il est traité dans les articles L. 1111-1 à L. 1111-7[32]. Nous voulons en souligner les points forts.

• Accès à l'information

Le premier droit du patient est le droit à l'information sur son état de santé : les investigations, le traitement, les actions de prévention, leur utilité, leur urgence, leurs conséquences, les risques fréquents ou graves, les autres solutions possibles, l'évolution de ces traitements ainsi que les risques nouveaux.

ENCADRÉ 13

Cette information, délivrée au cours d'un entretien individuel, incombe à tout professionnel de santé dans le cadre de sa compétence et le respect de ses règles professionnelles.

La volonté d'une personne d'ignorer un diagnostic ou un pronostic doit être respectée. Lorsqu'il y a litige sur la délivrance de ces informations, la preuve qu'elles ont été données à l'intéressé doit être apportée par tout moyen et par le professionnel lui-même.

32. *Complément en ligne n° 16* : CSP, extraits : « Information des usagers du système de santé et expression de leur volonté ».

ENCADRÉ 14

Avant d'exécuter un acte, les professionnels de santé libéraux informent le patient du coût de cet acte et des conditions de remboursement par le régime obligatoire d'assurance maladie.

- Mise en œuvre d'un traitement

Le patient éclairé par l'information donnée par le professionnel de santé prend ses décisions concernant sa santé.

ENCADRÉ 15

Aucun acte médical ou traitement ne peut être pratiqué sans le consentement libre et éclairé de la personne, consentement pouvant être retiré à tout moment.

S'il est hors d'état d'exprimer sa volonté, aucune intervention ou investigation ne peut être faite sauf urgence ou impossibilité de consulter un proche ou la personne de confiance.

Toute personne majeure peut désigner par écrit une personne de confiance : parent, proche ou médecin traitant.

La personne de confiance :

– est consultée quand le patient est hors d'état d'exprimer sa volonté ou ne peut recevoir l'information ;
– accompagne le patient dans ses démarches et entretiens médicaux, la représente dans ses décisions ;
– est révocable à tout moment.

- Cas des mineurs et des majeurs sous tutelle

Les mineurs et les majeurs sous tutelle bénéficient, comme toute autre personne, des dispositions vues précédemment.

Le droit des mineurs ou des majeurs sous tutelle est exercé par le ou les titulaires de l'autorité parentale ou par le tuteur.

Ces derniers reçoivent les informations sans pour autant priver les personnes qu'ils représentent du droit de les recevoir aussi et de participer à la prise de décision les concernant.

Le consentement des mineurs ou majeurs sous tutelle est systématiquement recherché.

- Quelques cas concrets

– En cas de refus d'un traitement par les représentants de mineurs et de majeurs sous tutelle et si, de ce fait, il y a danger pour leur santé, le médecin effectue les soins indispensables.

- Si une personne mineure s'oppose expressément au consentement de son représentant, afin de garder le secret sur son état de santé, pour effectuer des soins ou un traitement indispensable, le médecin doit quand même tenter d'obtenir ce consentement. En cas d'échec, il met en œuvre le traitement. Dans ce cas, le mineur se fait accompagner d'une personne majeure de son choix.
- Si le mineur a rompu tous les liens familiaux, qu'il bénéficie à titre personnel du remboursement des prestations d'assurance maladie et de la couverture maladie universelle (CMU) [33], son seul consentement est requis.

L'accès aux informations formalisées pour le mineur se fait soit par le représentant de l'autorité parentale, soit par un médecin désigné par le mineur lui-même.

Assurance de responsabilité civile médicale

- **CSP**, Livre II, titre V – article L. 1142-2 modifié par la loi nº 2009-879 du 21 juillet 2009 – article 75 :

> « Les professionnels de santé exerçant à titre libéral, les établissements de santé, services de santé et organismes mentionnés à l'article L. 1142-1, et toute autre personne morale, autre que l'État, exerçant des activités de prévention, de diagnostic ou de soins ainsi que les producteurs, exploitants et fournisseurs de produits de santé, à l'état de produits finis, mentionnés à l'article L. 5311-1 à l'exclusion du 5º, sous réserve des dispositions de l'article L. 1222-9, et des 11º, 14º et 15º, utilisés à l'occasion de ces activités, sont tenus de souscrire une assurance destinée à les garantir pour leur responsabilité civile ou administrative susceptible d'être engagée en raison de dommages subis par des tiers et résultant d'atteintes à la personne, survenant dans le cadre de l'ensemble de cette activité. »

Création de clientèle, achat d'un droit de présentation

Création d'une clientèle

Vous pouvez vous installer en secteur libéral en créant votre clientèle ; il vous faudra rencontrer les médecins, les pharmaciens, les autres professionnels de santé locaux, les assistantes sociales et vous faire connaître. Il est également recommandé d'annoncer l'ouverture de votre cabinet dans la presse locale.

33. Loi nº 99-641 du 27 juillet 1999 portant création d'une couverture maladie universelle (NOR : MESX9900011L). Titre préliminaire : De la couverture maladie universelle, Article 1. « Il est créé, pour les résidents de la France métropolitaine et des départements d'outre-mer, une couverture maladie universelle qui garantit à tous une prise en charge des soins par un régime d'assurance maladie, et aux personnes dont les revenus sont les plus faibles le droit à une protection complémentaire et à la dispense d'avance de frais. »

Les règles professionnelles sur le sujet sont les suivantes.
– Article R. 4312-37 du CSP :

> « La profession d'infirmier ou d'infirmière ne doit pas être pratiquée comme un commerce. Tous les procédés directs ou indirects de réclame ou publicité sont interdits aux infirmiers ou infirmières.
> « L'infirmier ou l'infirmière ne peut faire figurer sur sa plaque professionnelle, sur ses imprimés professionnels, sur des annuaires téléphoniques ou professionnels ou sur des annonces que ses nom, prénoms, titres, diplômes et, le cas échéant, lieux de délivrance, certificats ou attestations reconnus par le ministre chargé de la Santé, adresse et téléphone professionnels et horaires d'activité.
> « La plaque professionnelle ne doit pas avoir de dimensions supérieures à 25 cm × 30 cm. L'infirmier ou l'infirmière qui s'installe, qui change d'adresse, qui se fait remplacer ou qui souhaite faire connaître des horaires de permanence peut procéder à deux insertions consécutives dans la presse. »

Cette solution suppose que vos finances soient solides et que vous ayez un « pécule » afin de pouvoir assurer vos dépenses courantes professionnelles mais aussi personnelles durant le temps qu'il vous faudra pour établir une clientèle solide.
Vous démarrez donc seule !
Cette solution vous offre une indépendance et une organisation qui vous sera personnelle mais, hélas, avec de fortes contraintes : solitude, travail quotidien, absence de contact professionnel, mais aussi des clients qui n'appellent pas, préférant par sécurité choisir des cabinets de groupe.
Il vous faudra aussi penser à trouver une remplaçante, quand votre chiffre d'affaires sera suffisant.

Achat d'un droit de présentation à clientèle

Vous pouvez aussi acheter un droit de présentation à clientèle. Cette solution se révèle moins périlleuse et permet de bénéficier dès le départ d'un potentiel de clientèle, d'une infrastructure existante et d'un revenu.
Le choix du lieu d'installation se fait fréquemment en rapport avec le lieu d'habitation. Mais il peut aussi dépendre de votre souhait de travailler plutôt en ville, en secteur rural ou semi-rural. Ces secteurs amènent des pratiques un peu différentes dont il faut tenir compte.

ENCADRÉ 16

Avertissement

Nous n'insisterons jamais assez sur l'importance de faire rédiger les actes officiels et les contrats par des services juridiques compétents connaissant parfaitement la profession d'infirmière libérale afin de préserver chaque partie concernée.

- En ville, les codes d'entrée dans les immeubles sont nombreux, les étages aussi. Le stationnement n'est pas non plus de tout repos, il faut penser aux embouteillages, à un certain anonymat dû à l'activité professionnelle des patients, à la nécessité d'avoir un véhicule petit, facile à garer, pourquoi pas une moto, un scooter ?
- À la campagne, les habitations sont fréquemment éloignées, d'où un important kilométrage (rémunéré sous certaines conditions conventionnelles). Les installations sont plus rustiques ; la clientèle, sédentarisée, sera peut-être plus demandeuse de relations donc de temps, mais peut-être aussi plus reconnaissante. Les saisons (automne et hiver) ne faciliteront pas les tournées ; le véhicule devra être solide. Nombreuses sont les infirmières de campagne roulant en 4*4 !

Là encore, vous êtes devant un choix : reprendre une clientèle seule ou intégrer un cabinet d'infirmières.

Reprendre une clientèle pose les mêmes problèmes que la créer seule, si ce n'est qu'un revenu de base est assuré, en théorie ! Se faire connaître et apprécier reste le premier impératif sous peine de voir partir les clients vers d'autres infirmières.

Intégrer un cabinet de plusieurs infirmières semble la meilleure solution, l'organisation et le repos étant à la clé, mais il faut accepter d'adopter les méthodes de travail déjà existantes, être rigoureux et rendre des comptes à ses collègues, participer à des réunions d'équipe nécessaires afin d'évoluer.

Tout dépend donc de vos attentes, de votre caractère et de votre projet professionnel. Quelle que soit la solution retenue, il vous faudra travailler avec la collègue que vous remplacerez ou que vous rejoindrez afin de juger par vous-même si les soins effectués par le cabinet et la « solidité » de la clientèle correspondent à votre attente.

Il faudra que vous preniez connaissance des comptes de l'infirmière qui cède ou du groupe que vous rejoindrez :

- la déclaration n° 2035 des trois dernières années (recettes, dépenses, bénéfices) ;
- le relevé SNIR [34] ou relevé d'honoraires ;
- le Relevé individuel d'activité (RIA) : il précise la nature des actes effectués – AMI : Acte médical infirmier, AIS : Acte infirmier de soin, DI : Démarche infirmière –, les prescriptions de dispositifs médicaux réalisés par l'infirmière, les frais professionnels – taxe professionnelle, bail du cabinet (ce dernier est-il cessible ? Quel est le montant du loyer ?), charges attenant au cabinet (eau, électricité, gardien, etc.), téléphone professionnel, base des appels ;
- le fichier patients ;
- le fonctionnement du groupe, son planning de travail, son mode d'exercice en commun.

Vous pourrez apprécier tous ces éléments avec l'aide d'un juriste ou d'un expert-comptable. Vous ferez votre choix et pourrez acheter le « droit de présentation à clientèle ».

---

34. SNIR : Système national inter-régimes.

La clientèle des professions libérales, se formant sur le libre choix des clients et sur la confiance personnelle qu'ils accordent au professionnel, ne peut faire l'objet d'une cession et se situe hors du commerce.

Si la clientèle est, en elle-même, incessible, il est admis qu'un professionnel libéral souhaitant cesser ou diminuer son activité puisse prendre divers engagements à l'égard de l'un de ses confrères qui, en contrepartie, s'oblige à lui verser une indemnité couvrant ce qu'on appelle le « droit de présentation à clientèle ».

Cession

Calcul de l'indemnité du droit de présentation à clientèle

Un droit de présentation à clientèle se calcule en général sur la moyenne du chiffre d'affaires brut des trois dernières années.

Le prix de cession se situe entre 30 et 50 % de ce chiffre en fonction des régions ; ce prix se discute entre cédant et successeur.

Une clientèle sans associé et sans remplaçant se vendra plus difficilement, contrairement à une part de clientèle dans un cabinet de groupe qui bénéficie d'une organisation du travail déjà en place.

À ce prix il faut ajouter le coût du matériel laissé au successeur : mobilier et aménagements faits au cabinet.

Promesse de cession

La cession se concrétise en premier lieu par une promesse qui comprend :

- l'identité du cédant et celle du successeur ;
- le prix de cession envisagé avec celui du matériel, s'il est cédé à cette occasion ;
- la date de signature définitive : ce délai permettra de faire une demande de prêt auprès d'un organisme de prêt (banque, CARPIMKO [35], Médicale de France ou autre) ;
- les modalités de paiement, le pourcentage de la clientèle cédée en cas de cession partielle ;
- l'indemnité en cas de désistement d'une des deux parties.

Acte définitif

Il reprend les éléments de la promesse de cession et décrit les obligations des deux parties *(tableau 1)*.

Indemnité d'intégration

Le développement d'une clientèle oblige fréquemment sa titulaire à s'associer avec une autre infirmière, tout en conservant une indépendance totale d'exercice, notamment en ce qui concerne les honoraires. La signature d'une convention d'intégration précise les avantages accordés au futur associé pour lui permettre de créer sa propre clientèle en facilitant son démarrage.

35. *Complément en ligne n° 17* : Action sociale : les prêts aux professionnels (CARPIMKO).

Tableau 1 – Obligations des deux parties lors d'une « cession » de clientèle

Obligations pour le « cédant »	Obligations du successeur
• Présentation du successeur à la clientèle et aux professionnels de santé avec lesquels il travaille régulièrement : médecins, pharmaciens	• Paiement d'une indemnité compensatrice (droit de présentation, matériel : prix spécifié dans l'acte)
• Suivi de la ligne téléphonique, soit dans le local si celui-ci est inchangé, soit transférée si changement de lieu, avec changement nominatif d'exploitant	• Règlement des droits d'enregistrement, des frais de rédaction d'actes
• Non-réinstallation durant plusieurs années sur le secteur ou clause de non-réinstallation : secteurs géographiques interdits (communes nommées ou rayon kilométrique), durée de l'interdiction (2 à 5 ans)	• L'indemnité n'est ni déductible ni amortissable
• Remise du fichier clients au successeur	• Les droits d'enregistrement peuvent néanmoins être déduits l'année même de leur paiement
• Paiement des impôts afférents à l'exercice qui se termine (impôts sur le revenu, taxe professionnelle, etc.)	
• Succession au niveau du cabinet (accord du propriétaire) : bail locatif, changement de titulaire	
• Cession du matériel et des objets se rattachant à l'exercice : attention, le matériel faisant l'objet d'un leasing ne peut être cédé	

Cet accord correspond, là aussi, à un droit de présentation à clientèle ainsi qu'à la vente d'une partie du matériel professionnel : les bases juridiques en sont les mêmes. Il faut cependant, dans l'acte, ne pas poser de clause de non-concurrence dans la mesure où le cédant reste en activité.

Le montant de l'indemnité doit être en rapport avec les avantages réellement consentis. La période d'essai est généralement suffisamment longue, elle-même grevée d'une clause de non-concurrence à la charge du nouvel entrant en cas de rupture.

Il est souhaitable que les moyens nécessaires à l'activité professionnelle soient mis en commun dans le cadre d'une société civile de moyens qui précisera :
- les relations à l'intérieur du groupe ;
- les modalités de remplacement ;
- le départ en congés ;
- l'intégration d'un nouveau membre ou de retrait de l'un des associés.

Le titulaire du cabinet s'engage à présenter son confrère à la clientèle en qualité « d'associé », justifiant le versement d'une contrepartie pécuniaire.

Plus-values

Les conditions d'exonération des plus-values sont les suivantes :
- chiffre d'affaires annuel inférieur à 90 000 € ;
- avoir au moins 5 ans d'activité libérale.

ENCADRÉ 17

Un arrêt de la Cour de cassation du 3 décembre 2002 rappelle que le droit de présentation d'une clientèle libérale constitue un bien commun. Les faits sont les suivants.

Monsieur L., chirurgien, et madame Y., pédiatre, sont mariés depuis 1976 sous le régime de la communauté légale. En 1985, monsieur L. a acheté au docteur X une partie de sa clientèle pour un prix de 62 500 F à l'époque. Quelques mois plus tard, il a commencé à exercer son activité professionnelle dans une clinique. Le contrat le liant avec celle-ci était un contrat cessible d'exercice exclusif et prévoyait de reverser à la clinique 20 % du montant des actes réalisés, en contrepartie de quoi monsieur L. avait la disposition des lieux et équipements. Par ce contrat, l'activité de monsieur L. était donc exercée dans le cadre d'un service organisé impliquant qu'il puisse recevoir une clientèle qui n'était pas personnelle, du fait des gardes ou des urgences.

Suite à la demande de liquidation de la communauté par divorce, madame Y. a demandé la réintégration du droit de présentation dans l'actif communautaire, au motif qu'il constituait un bien commun, ce que contestait monsieur L. La cour d'appel ayant donné raison à monsieur L., l'affaire est portée en cassation. La Cour de cassation casse l'arrêt d'appel en soulignant que la cour d'appel a méconnu les termes du litige, et elle en profite pour rappeler que « l'avantage pécuniaire que peut procurer à l'époux médecin ou chirurgien la présentation d'un successeur à sa clientèle sous l'engagement de ne pas se ré-établir dans un périmètre précis ne constitue pas un bien propre par nature, mais un acquêt de communauté qui doit être rapporté à l'actif de la communauté pour sa valeur patrimoniale estimée au jour du partage ». Ainsi, la Cour de cassation confirme que, lorsqu'il a été acquis après le mariage, le droit de présentation d'une clientèle libérale constitue un bien commun ; elle précise que la présence d'un contrat d'exercice exclusif n'empêche pas ce droit d'être cessible et de constituer un bien commun pour celui qui l'a acquis.

Modes d'exercice, contrats

Exercice isolé

Remplacement

Le statut de remplaçante doit impérativement répondre à plusieurs critères que nous avons vus précédemment *(voir dans Chapitre 1, « Être remplaçante »)*.

Convention nationale

Rappel des conditions essentielles :
- être titulaire d'une autorisation de remplacement en cours de validité ;
- ne remplacer au maximum que deux infirmières simultanément ;
- conclure un contrat avec l'infirmière remplacée dès que le remplacement dépasse une durée de 24 heures ou s'il est d'une durée inférieure mais se répète ;
- être remplacée implique de vérifier que sa ou son remplaçant a bien effectué toutes les démarches nécessaires à l'exercice du remplacement au regard de la convention ;
- l'infirmière remplaçante prend la situation conventionnelle de l'infirmière qu'elle remplace.

Contrat de remplacement

- Il est obligatoire si le remplacement excède 24 heures.
- Il indique les périodes de remplacement prévues, le motif du ou des remplacements et les modalités de transmission des informations concernant les patients.
- Il prévoit la participation aux frais de fonctionnement du cabinet.
- Il prévoit les droits et les obligations de chaque partie.
- Il comprend une clause de non-concurrence que l'infirmière remplaçante devra respecter à l'issue du remplacement, protégeant ainsi l'infirmière remplacée d'un éventuel détournement de clientèle.

Afin de respecter la jurisprudence, une clause de non-concurrence n'est valide que si elle n'empêche pas une personne d'exercer sa profession. De ce fait, elle est limitée dans le temps et sur un secteur géographique précis.

Trouver une remplaçante

Au regard de la pénurie d'infirmières, il faut bien avouer qu'actuellement, trouver une remplaçante se révèle difficile.

Les remplaçantes sont devenues si rares qu'elles travaillent fréquemment à la carte et qu'il est préférable de s'y prendre à l'avance pour avoir la chance d'en trouver une ! Les recours sont multiples, il s'agit :
- d'utiliser les quotidiens locaux, la presse professionnelle nationale ;
- de contacter les syndicats professionnels [36] ;

36. *Annexe 4* et *Complément en ligne n° 18* : Liste des syndicats infirmiers libéraux.

– de prendre contact avec la préfecture de son département ;
– de rechercher par l'intermédiaire de cabinets de recrutement ;
– de s'inscrire et de chercher par l'intermédiaire des sites Internet ;
– d'être en contact avec des collègues.

ENCADRÉ 18

Le remplacement ne peut pas être à jours ou à dates fixes, par exemple chaque mercredi ou chaque mois du 10 au 20, ce qui serait en fait une collaboration !

Collaboration

La collaboration est le fait par lequel une infirmière met à la disposition d'une de ses consœurs les locaux et le matériel nécessaires à l'exercice de la profession ainsi que la clientèle qui y est rattachée, entente formalisée par un contrat.
En échange, la collaboratrice verse une redevance (pourcentage sur les honoraires qu'elle encaisse) à l'infirmière principale, que cette dernière intégrera à ses recettes.
Le contrat comprend :
– la définition de la redevance, celle-ci correspondant à divers frais réellement engagés (mise à disposition de locaux, de matériel, etc.) ;
– l'organisation du travail : planning de travail et, donc, périodes de congés, horaires de travail, périodes de repos, durée de la collaboration, avec une grande souplesse dans la mesure où il s'agit d'un mode d'exercice libéral ;
– une clause de non-réinstallation au terme de laquelle la collaboratrice s'interdit de s'établir dans un champ géographique donné, pour une durée déterminée.

La collaboratrice exerce sa profession sous sa propre responsabilité ; elle possède sa propre assurance RCP. Il n'existe aucun lien de subordination entre elle et l'infirmière titulaire.
Elle perçoit les honoraires qui lui sont dus au titre de sa propre clientèle ou de la clientèle qui lui a été présentée dans le cadre du contrat de collaboration. Les honoraires perçus constituent des bénéfices non commerciaux (BNC).
Les sommes versées à l'infirmière titulaire au titre de la location des locaux et du matériel constituent des charges déductibles pour la détermination du BNC. La redevance versée doit également être reportée sur la DAS2 [37] pour être déductible.
Elle signe personnellement les feuilles de Sécurité sociale qui lui sont présentées.
Les termes du contrat doivent préserver la pleine indépendance de chacune des infirmières et le libre choix du malade.
Chaque infirmière est assujettie à la taxe professionnelle.

---

37. DAS2 : formulaire destiné au centre des impôts récapitulant « l'état des honoraires, vacations, commissions, courtages, ristournes et jetons de présence, droits d'auteur et d'inventeurs pendant l'année... ».

Exercice en groupe

Le regroupement de professionnels est devenu courant car il offre des sécurités à tous face à un exercice difficile : soutien de l'équipe, échanges lors de réunions, remplacements réguliers.
Ce regroupement se fait selon différents critères qui déterminent la structure juridique nécessaire à mettre en place, cette dernière étant destinée à protéger chaque professionnel.
Les critères déterminants sont :
– le partage des frais de fonctionnement ;
– le partage des honoraires.

Partage des frais de fonctionnement

Société civile de moyens (SCM)

Elle est définie par l'article 36 de la loi du 29 novembre 1966 et par les articles 1835 à 1870-1 du Code civil.
C'est le mode d'association le plus simple existant, qui consiste en la mise en commun des moyens nécessaires à l'exercice de votre profession (local, location et achat de matériel, téléphone, frais EDF, frais de personnel, location d'un local professionnel, salaires et charges des salariés, etc.). Une SCM peut être constituée entre membres de professions libérales différentes dans la mesure où il n'y a pas mise en commun des honoraires.
La SCM n'exerce pas d'activité professionnelle propre et a pour ressources les avances aux frais communs versées par les associés et destinées à couvrir les dépenses de la société.
Chaque associé devra régler sa part au prorata du nombre d'actions détenues dans la SCM. Les associés (au moins deux) doivent effectuer des apports soit numéraires, soit sous forme de biens tels que mobilier, matériel (apport en nature).
Les statuts d'une SCM doivent être consignés par écrit. Il est conseillé de faire appel à un juriste spécialisé pour les rédiger. La dénomination sociale est libre et le siège social se situe la plupart du temps à l'adresse même du cabinet.
Les statuts sont enregistrés à la recette des impôts. L'avis de sa constitution doit être publié dans un journal d'annonces légales, la société est immatriculée au Registre du commerce et des sociétés, les statuts sont déposés au greffe du tribunal de commerce. Une fois ces formalités accomplies, la SCM a une personnalité juridique. Les apports constituent le capital social de la société. Ce capital est divisé en parts sociales, chaque associé ayant un nombre de parts correspondant à la valeur ou à la proportion de ses apports. Il n'existe pas de capital minimum. Les associés sont conjointement responsables des dettes de la société et ce, proportionnellement à leurs parts.
Les statuts peuvent inclure diverses clauses :
– désignation du gérant chargé de la gestion de la société ;
– obligation pour chaque associé de verser sa part de charges ;

– conditions d'admission de nouveaux membres et de retrait des associés ;
– modalités de cession ou de transmission des parts sociales ;
– conditions de poursuite de la SCM en cas de décès ou d'incapacité d'un associé.

Les associés ouvrent un compte bancaire commun au nom de la SCM. Chaque membre de la société alimente le compte bancaire en fonction des dépenses à régler et de leur répartition.

Avant le 1er mai de chaque année, la SCM souscrit une déclaration 2036 sur laquelle sont répertoriées ses dépenses pour la période exercée selon la tenue d'une comptabilité. Les dépenses, réparties par associé au prorata du nombre de parts détenues, sont ensuite reportées sur la déclaration 2035 de chacun. Le contrat d'exercice en commun peut faire office de règlement intérieur et fixe les modalités pratiques du fonctionnement de la SCM.

Contrat d'exercice en commun

Les associés signent un contrat d'exercice en commun qui précise les règles de fonctionnement de la société : répartition des charges, en cas d'absence, de vacances, de maladie, conditions de départ, etc.

Il précise notamment la répartition des locaux entre les associés, les rapports entre eux dans l'exercice de leurs activités, l'utilisation du mobilier et du matériel commun, la définition et la répartition des charges des dépenses communes.

Il engage chaque partie qui le signe : article 1134 du Code Civil.

Partage des honoraires

Deux sortes de structures juridiques permettent de mettre en commun les honoraires.

Société de fait (SDF)

La société créée de fait est une convention écrite ou verbale qui présente les caractéristiques d'une société mais qui ne possède pas la personnalité morale, c'est un simple contrat.

Elle répond aux critères suivants :
– participation de chaque membre aux apports, à la gestion et aux résultats ;
– mise en commun des recettes et partage des dépenses ;
– ouverture d'un compte professionnel ;
– chaque associé possède ses propres documents.

Avant le 1er mai de chaque année, la société établit une déclaration 2035 et une 2035AS sur laquelle le bénéfice de la société est réparti entre associés selon leur quote-part, déclarée sur la déclaration 2035 individuelle de chaque associé.

Remarques
– Les frais de transport sont obligatoirement pris en charge par la société (barème kilométrique ou frais réels). Concrètement, les associés avancent les frais et la société les rembourse.
– La taxe professionnelle est due par chaque associé de la société.

- Les amortissements sur les biens inscrits à l'actif social sont déductibles du revenu social.
- Les amortissements sur les biens dépendant du patrimoine professionnel personnel sont déductibles du bénéfice de chaque associé.

Société civile professionnelle (SCP)

La SCP est constituée de professionnels qui ont décidé volontairement de mettre en commun des moyens matériels (locaux, outillage, mobiliers, personnel, etc.), des recettes professionnelles et de partager les bénéfices des revenus encaissés par la société.

La SCP se différencie de la SCM car elle rassemble tous les éléments de l'exploitation en commun, hormis les charges personnelles qui sont déduites du bénéfice déclaré par chacun des associés.

La SCP est considérée comme exerçant elle-même la profession. Cette forme de société facilite l'organisation de l'exercice professionnel de chaque associé. La SCP ne peut se constituer qu'entre les membres d'une même profession. Le nombre d'associés commence à deux.

En quelque sorte, la SCP est à la fois un contrat d'exercice en commun et un contrat de société civile de moyens. En cela, c'est sûrement la forme la plus aboutie de l'exercice en groupe.

La SCP supporte la responsabilité civile des fautes éventuellement commises par les associés. Cependant, chaque associé est seul responsable des condamnations pouvant, le cas échéant, être prononcées contre lui à titre professionnel. En principe, un praticien ne peut être membre d'une société civile professionnelle et exercer, par ailleurs, la même profession à titre individuel.

Les bénéfices (constitués par le montant des recettes diminué de celui des frais) peuvent être répartis entre les associés en fonction du nombre de parts sociales et des parts d'« industrie » de chacun (une part en industrie est la contrepartie du travail ou de l'activité apportés). Enfin, les associés sont indéfiniment et solidairement responsables, sur leur patrimoine personnel, des dettes de la société.

Il faut constituer un capital social : apports en nature, en numéraire ou en industrie (mais les parts d'industrie ne donnent pas de droit sur le capital). Les parts sociales représentent ainsi l'ensemble des biens ou des capitaux. Elles peuvent être cédées librement entre associés ou avec l'accord des autres associés lorsqu'elles le sont au profit d'un tiers. Il faut également rédiger des statuts, les faire enregistrer et faire inscrire la société au Registre du commerce et des sociétés.

Les décisions à prendre à l'intérieur de la société reposent sur le principe que chaque associé dispose d'une voix. Les décisions sont prises à la majorité ou à l'unanimité pour les plus importantes (adoption ou modification du règlement intérieur, par exemple). Le règlement intérieur fixe les règles organisant le devoir de confraternité entre associés : maladie, remplacements, incapacité, assurance mutuelle, congés, etc. Il fixe également, assez souvent, la méthode d'évaluation des parts.

La SCP, exerçant et étant propriétaire de la clientèle, encaisse elle-même tous les honoraires et paie les frais de fonctionnement du groupe.
Les associés se partagent les bénéfices en fonction des critères qu'ils ont définis. Seules les cotisations sociales individuelles (URSSAF, retraite, taxe professionnelle) sont imputées sur le compte de chaque associé, de même éventuellement que les intérêts d'emprunts engagés pour l'acquisition des parts sociales ou les frais de déplacements domicile-travail.
La comptabilité de la SCP est la même que celle applicable à un praticien exerçant seul : tenir un livre de recettes, un livre de dépenses et un registre des immobilisations.

> « L'exercice en SCP ne retire pas le caractère libéral à l'activité du praticien qui reste soumis au régime fiscal des bénéfices non commerciaux. L'adhésion de la SCP à une AGA permet à chaque associé d'en être membre et de bénéficier des abattements sur la part qui lui revient. »

Le partage des bénéfices concerne tout ce qui reste disponible après paiement ou provision éventuelle de tous les frais de fonctionnement. Il faut établir une grille de répartition de ces excédents qui prenne en compte certains critères : le temps de travail de chaque associé, le chiffre d'affaire réalisé par chaque associé, la répartition du capital social. Ces différents critères peuvent se combiner.
Cette grille de répartition doit prendre autant en compte le travail fourni que la participation au capital social. Quoi qu'il en soit, la répartition de ce qui constitue en fait le revenu de chaque associé doit être clairement établie pour éviter les litiges et pour que chacun y trouve son compte.
Comme les associés, la société est soumise à l'ensemble des lois et règlements régissant les rapports de la profession avec les organismes d'assurance maladie. L'adhésion à la Convention nationale résulte d'une décision prise par l'ensemble des associés.
Cette forme de société implique une entente parfaite entre associés !
Les autres formes d'association telles que les Sociétés d'exercice libéral (SEL) ne sont pas très répandues dans la profession infirmière libérale.

Obligations face à la clientèle

Secret professionnel

Dans sa pratique quotidienne, l'infirmière se retrouve témoin de scènes de vie et, souvent, devient la confidente pour les personnes qu'elle est amenée à soigner, leur famille, leur entourage.

Cette « participation », volontaire ou non, à l'intimité d'autrui se fait dans la plus grande confiance qui pose la base de la relation patient-infirmière dans le cadre du secret professionnel.

Le législateur définit par conséquent précisément ce secret.

Le Code pénal ne donne aucune liste des professions tenues au secret mais pose le principe de l'interdiction de divulguer des informations réputées secrètes.

– Code pénal, article 226-13 :

> « **La révélation d'une information à caractère secret** par une personne qui en est dépositaire soit par son état ou sa profession, soit en raison d'une fonction ou d'une mission temporaire est punie d'un an d'emprisonnement et de 15 000 € d'amende. »

La loi n° 2002-303 du 4 mars 2002, relative aux droits des malades et à la qualité du système de santé, donne la définition du secret professionnel relatif au domaine de la santé.

– Code de la santé publique, article L. 1110-4 : « Droits de la personne » :

> « **Toute personne prise en charge par un professionnel**, un établissement, un réseau de santé ou tout autre organisme participant à la prévention et aux soins a droit au respect de sa vie privée et du secret des informations la concernant.
>
> « Excepté dans les cas de dérogation, expressément prévus par la loi, ce secret couvre l'ensemble des informations concernant la personne venues à la connaissance du professionnel de santé, de tout membre du personnel de ces établissements ou organismes et de toute autre personne en relation, de par ses activités, avec ces établissements ou organismes.
>
> « Il s'impose à tout professionnel de santé, ainsi qu'à tous les professionnels intervenant dans le système de santé. »

Le respect du secret professionnel renvoie pour l'infirmière à une obligation à la fois morale et juridique.

La loi du 13 août 2004 (relative à la réforme de l'assurance maladie) réaffirme le principe de respect du secret professionnel par l'insertion d'un article L. 161-36-1A dans le Code de la Sécurité sociale identique à l'article L. 1110-4 du CSP cité ci-dessus (CSP, article R. 4312-4 : « Règles professionnelles »).

> « **Le secret professionnel s'impose à tout infirmier ou infirmière** et à tout étudiant infirmier dans les conditions établies par la loi. Le secret couvre non seulement ce qui a été confié, mais aussi ce qu'il a vu, lu, entendu, constaté ou compris.
> « L'infirmier ou l'infirmière instruit ses collaborateurs de leurs obligations en matière de secret professionnel et veille à ce qu'ils s'y conforment. »

– Code de la santé publique, article R. 4311-1 : « Actes professionnels » :

> « L'exercice de la profession d'infirmier comporte l'analyse, l'organisation, la réalisation de soins infirmiers et leur évaluation, la contribution au recueil de données cliniques et épidémiologiques et la participation à des actions de prévention, de dépistage, de formation et d'éducation à la santé. **Dans l'ensemble de ces activités, les infirmiers sont soumis au respect des règles professionnelles et notamment du secret professionnel.** »

Le secret professionnel concerne les faits, les confidences ou les informations connus dans l'exercice de la profession :
- faits confiés par le patient lui-même, par son entourage, même si le caractère secret n'en est pas précisé ;
- faits découverts, constatés au cours de soins mais aussi devinés, compris ou déduits ;
- faits en rapport avec l'état du malade, son affection, son traitement (prescriptions qui le concernent, médicaments, pronostics, etc.) ;
- éléments de la vie privée : problème familial, difficultés financières, pratique inhabituelle.
- Le Code de la santé publique, article L. 1110-4, précise encore :

> « **Deux ou trois professionnels de santé peuvent** toutefois, sauf opposition de la personne dûment avertie, échanger des informations relatives à une même personne prise en charge, afin d'assurer la continuité des soins ou de déterminer la meilleure prise en charge sanitaire possible. Lorsque la personne est prise en charge par une équipe de soins dans un établissement de santé, les informations la concernant sont réputées confiées par le malade à l'ensemble de l'équipe. »

Ainsi **le secret est dit « partagé »** afin de « mieux prendre en charge la personne » dans le cadre d'une équipe pluridisciplinaire. Le médecin et l'infirmière sont responsables du respect de ce secret par leurs collaborateurs respectifs.
– Le Code pénal, article 226-14, autorise la révélation du secret aux autorités légales :

> « 1° **À celui qui informe les autorités judiciaires**, médicales ou administratives de privations ou de sévices, y compris lorsqu'il s'agit d'atteintes sexuelles, dont il a eu connaissance et qui ont été infligés à un mineur ou à une personne qui n'est pas en mesure de se protéger en raison de son âge ou de son incapacité physique ou psychique ;
> « 2° **Au médecin qui, avec l'accord de la victime**, porte à la connaissance du procureur de la République les sévices ou privations qu'il a constatés, sur le plan physique ou psychique, dans l'exercice de sa profession et qui lui permettent de présumer que des violences physiques, sexuelles ou psychiques de toute nature ont été commises. Lorsque la victime est mineure, son accord n'est pas nécessaire ;

« 3° **Aux professionnels de la santé ou de l'action sociale** qui informent le préfet et, à Paris, le préfet de police du caractère dangereux pour eux-mêmes ou pour autrui des personnes qui les consultent et dont ils savent qu'elles détiennent une arme ou qu'elles ont manifesté leur intention d'en acquérir une. Le signalement aux autorités compétentes effectué dans les conditions prévues au présent article ne peut faire l'objet d'aucune sanction disciplinaire. »

Il semble intéressant de rappeler cet article du Code de la santé publique, article R. 4312-7 :

« **Lorsqu'un infirmier ou une infirmière discerne** dans l'exercice de sa profession qu'un **mineur est victime de sévices ou de privations**, il doit mettre en œuvre des moyens les plus adéquats pour le protéger, en n'hésitant pas, si cela est nécessaire, à alerter les autorités médicales ou administratives compétentes lorsqu'il s'agit d'un mineur de moins de quinze ans. »

Le Code pénal[1], article 434-3, impose la dénonciation de mauvais traitements. La décision de signaler les mauvais traitements revient alors au seul jugement du professionnel. **Le devoir de l'infirmière est de protéger puis de dénoncer.**

Si une infirmière, appelée à témoigner en justice, estime que la révélation de certaines informations couvertes par le secret professionnel est nécessaire, elle peut le faire sans risquer d'être accusée de violation de secret professionnel.

La problématique réside dans cette ambiguïté : permettre la continuité des soins fondée sur la confiance entre patient, famille et infirmière, mais aussi rendre possible l'intervention judiciaire, si celle-ci s'avère nécessaire.

ENCADRÉ 1

Retenons plusieurs points.

- Le secret professionnel subsiste au-delà du décès du patient ; le professionnel n'en est pas délié par la demande des ayants-droit.
- La violation du secret professionnel est retenue même lorsque le secret a été révélé sans intention de nuire, même s'il est de notoriété publique et même si sa révélation n'entraîne pas de conséquences.
- Les sanctions encourues sont d'ordre pénal, civil à titre d'indemnités, mais peuvent aussi être disciplinaires pour non-respect des règles de déontologie.

---

1. « Le fait, pour quiconque ayant eu connaissance de privations, de mauvais traitements ou d'atteintes sexuelles infligés à un mineur de quinze ans ou à une personne qui n'est pas en mesure de se protéger en raison de son âge, d'une maladie, d'une infirmité, d'une déficience physique ou psychique ou d'un état de grossesse, de ne pas en informer les autorités judiciaires ou administratives est puni de trois ans d'emprisonnement et de 45 000 euros d'amende. Sauf lorsque la loi en dispose autrement, sont exceptées des dispositions qui précèdent les personnes astreintes au secret dans les conditions prévues par l'article 226-13. »

L'obligation de discrétion et de confidentialité s'impose dans la pratique courante de l'infirmière libérale, au fil de son exercice quotidien.
Le secret professionnel protège le patient, il est la garantie d'une relation saine avec tous : le patient lui-même, sa famille, l'entourage, mais aussi les autres professionnels de santé comme le médecin traitant et les pharmaciens.

Continuité des soins

Assurer la continuité des soins relève des devoirs de l'infirmière libérale.
Le CSP : « Règles professionnelles », notamment article R. 4312-30, prévoit que :

> « Dès qu'il a accepté d'effectuer des soins, l'infirmier ou l'infirmière est tenu d'en assurer la continuité, sous réserve des dispositions de l'article R. 4312-41. »

La prise en charge infirmière d'un patient est effective dès son appel téléphonique. L'infirmière doit effectuer les soins du premier au dernier jour.
– Article R. 4312-41, section 2 : « Infirmiers ou infirmières d'exercice libéral » :

> « Si l'infirmier ou l'infirmière décide, sous réserve de ne pas nuire à un patient, de **ne pas effectuer des soins ou se trouve dans l'obligation de les interrompre**, il doit en expliquer les raisons à ce patient et, à la demande de ce dernier ou de ses proches, lui remettre la liste départementale des infirmiers et infirmières mentionnée à l'article L. 4312-1. Dans ce cas, ou si le patient choisit spontanément de s'adresser à un autre infirmier ou à une autre infirmière, l'infirmier ou l'infirmière remet au médecin prescripteur les indications nécessaires à la continuité des soins. Le cas échéant, il transmet au médecin désigné par le patient ou par ses proches et avec leur accord explicite la fiche de synthèse du dossier de soins infirmiers. »

Dans l'article précité, l'arrêt des soins est envisagé « *sous réserve de ne pas nuire au patient* ». Si vous vous trouvez face à un conflit relationnel, des problèmes personnels ou un refus de soins, l'interruption des soins est possible.
La Convention nationale des infirmières, titre II : « Accès et qualité des soins infirmiers », 2.2. « Qualité des soins » stipule :

> « Les infirmières placées sous le régime de la présente convention nationale s'engagent à respecter les dispositions législatives et réglementaires relatives à l'exercice de leur profession et à optimiser l'activité en soins infirmiers dans des conditions telles que **les patients bénéficient de soins permanents, continus** et conformes aux données actuelles de la science. »

– **Si la décision d'arrêt des soins émane de vous**, vous devez accorder un délai suffisant au patient pour lui permettre de trouver une autre infirmière. En agissant ainsi, vous ne risquez aucune sanction.
– **Le patient peut aussi souhaiter** faire appel à une autre infirmière, c'est son droit.
– CSP, article R. 4312-8 : « Règles professionnelles » :

ENCADRÉ 2

Comment organiser la continuité des soins et passer le relais ?

- Envoyer une lettre recommandée avec accusé de réception au patient ou à son représentant légal signifiant l'arrêt des soins et en expliquant les raisons.
- Joindre à ce courrier la « liste départementale des infirmières et infirmiers » ou, à défaut, une photocopie des pages jaunes de l'annuaire dont vous gardez une copie.
- Envoyer une copie de ce courrier au médecin prescripteur, y joindre l'« accord explicite » du patient ou de son représentant légal et une « fiche de synthèse du dossier de soins infirmiers ».
- Informer le Conseil départemental de l'Ordre infirmier (CDOI) de son département d'exercice en cas d'interruption des soins avant qu'une situation ne s'aggrave. En cas de litige, le CDOI jouera le rôle de médiateur entre le patient et l'infirmière.
- Depuis la loi du 4 mars 2002, le patient peut vous demander une copie de son dossier : donnez-lui, mais gardez précieusement l'original.

> « L'infirmier ou l'infirmière doit respecter le droit du patient de s'adresser au professionnel de santé de son choix. »

– CSP, article R. 4312-26 : « Règles professionnelles » :

> « L'infirmier ou l'infirmière agit en toutes circonstances dans l'intérêt du patient. »

– **Le patient peut refuser les soins**. L'infirmière accepte ce refus mais met tout en œuvre pour le convaincre du bien-fondé de ce traitement.

La loi du 22 avril 2005 [2] permet de statuer à propos de certaines situations de refus de soins en fin de vie. Elle stipule que :

– le patient peut refuser des soins destinés à son maintien artificiel en vie ;
– si un traitement a pour effet secondaire d'abréger la vie, la personne en est avertie ;
– le médecin doit « sauvegarder la dignité du mourant et assurer la qualité de sa fin de vie » ;
– lorsque la personne ne peut exprimer sa volonté, la personne de confiance, la famille ou un proche sont consultés, à moins qu'il n'y ait eu expression de « directives anticipées » rédigées par le patient lui-même moins de trois ans avant son atteinte.

Plusieurs questions peuvent se poser.

– Que refuse précisément le patient ? Sa maladie ? Les soins ? Le traitement ?
– L'information donnée est-elle suffisamment explicite pour obtenir le consentement libre et éclairé du patient ?
– Son état de santé dépend-il de ce traitement refusé ?

---

2. *Complément en ligne n° 19* : Loi n° 2005-370 du 22 avril 2005 relative aux droits des malades et à la fin de vie.

– Son état psychique lui permet-il de comprendre les conséquences du traitement ou de son absence ?
– Respecter ce refus relève-t-il de la non-assistance à personne en danger ?

Il faut offrir au patient la possibilité de revenir sur sa décision, éventuellement en le dirigeant vers une autre collègue. Si son refus persiste, prévenez-en le médecin prescripteur.

Qualité des soins

Nous ne pouvons parler de continuité des soins sans parler de qualité des soins. Nous avons vu que les infirmières sont astreintes à donner des « soins permanents, consciencieux, éclairés, attentifs et prudents » du fait de leur engagement conventionnel.

Définition de la qualité

> « La qualité est la conformité des produits ou services aux besoins internes ou externes, et sur lesquels les fournisseurs internes ou externes se sont engagés ».[3]

Il existe en effet de nombreuses définitions qui permettent de mesurer et de décrire la qualité de manière fructueuse en termes clairs.

Donabedian, un pionnier des travaux dans ce domaine, parle de qualité à propos de soins qui « maximisent le bien-être des patients après avoir pris en compte le rapport bénéfice/risque à chaque étape du processus de soins ».

L'OMS définit la qualité comme la capacité de « garantir à chaque patient l'assortiment d'actes thérapeutiques lui assurant le meilleur résultat en termes de santé, conformément à l'état actuel de la science, au meilleur coût pour le même résultat, au moindre risque iatrogénique, pour sa plus grande satisfaction en termes de procédures, résultats, contacts humains. ».

Mais la définition la plus largement employée vient de l'Institut de médecine des États-Unis (IOM) qui précise que la qualité est « la capacité des services de santé destinés aux individus et aux populations d'augmenter la probabilité d'atteindre les résultats de santé souhaités, en conformité avec les connaissances professionnelles du moment ».

Dimensions principales de la qualité

Les principales dimensions élaborées dans ces cadres peuvent être regroupées dans cinq catégories : efficacité, sécurité, réactivité, accès et efficience *(figure 2)*. Ces dimensions englobent souvent une série d'autres dimensions parfois nommées différemment selon les cadres, telles que la pertinence, la ponctualité *(timeliness)*, l'aptitude *(patient cente-*

3. (http://www.ac-grenoble.fr/ecogest/pedago/ecodroit/travelev/synthqua.htm).

redness), la continuité, la satisfaction, la compétence technique, etc. Les travaux de l'OCDE sur les indicateurs de qualité permettent de faire un état des lieux des informations et des indicateurs disponibles dans un grand nombre de pays [4].

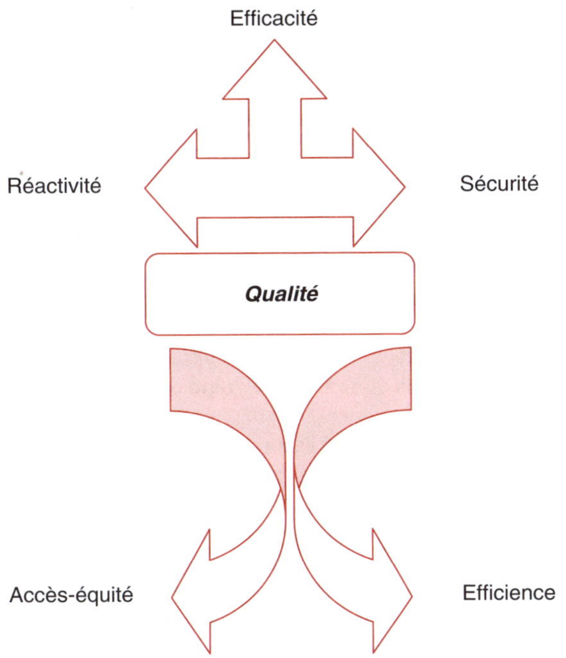

Figure 2 : Dimensions de la qualité.
Schéma présenté dans le document de l'IRDES « La qualité des soins en France : comment la mesurer ? ».

Mise en œuvre de la qualité des soins

Convention nationale

Extrait, Titre II. 2.2 « Qualité des soins » : « les infirmières participent activement à l'amélioration de la qualité des soins » par :

4. *Complément en ligne n° 20* : « La qualité des soins en France : comment la mesurer pour l'améliorer ? », Zeinep Or et Laure Com-Ruelle, IRDES, décembre 2008. http://www.irdes.fr/EspaceRecherche/DocumentsDeTravail/DT19QualiteDesSoinsEnFrance.pdf

– 1- La prise en compte des recommandations et références professionnelles élaborées par la HAS (Haute Autorité de santé) pour les soins infirmiers entraînant une amélioration des pratiques professionnelles ;
– 2- Le DPC : Développement professionnel continu avec l'analyse des pratiques professionnelles que nous développerons au chapitre suivant.

Haute Autorité de santé (HAS)

Elle est chargée :
– d'**évaluer** scientifiquement l'intérêt médical des médicaments, des dispositifs médicaux et des actes professionnels et de proposer ou non leur remboursement par l'assurance maladie ;
– de **promouvoir les bonnes pratiques et le bon usage** des soins auprès des professionnels de santé et des usagers de santé ;
– d'**améliorer la qualité des soins** dans les établissements de santé et en médecine de ville ;
– de veiller à la qualité de l'information médicale diffusée ;
– d'**informer les professionnels de santé et le grand public** et d'améliorer la qualité de l'information médicale ;
– de **développer la concertation** et la collaboration avec les acteurs du système de santé en France et à l'étranger.

La HAS a été créée par la loi du 13 août 2004 relative à l'assurance maladie afin de contribuer au maintien d'un système de santé solidaire et au renforcement de la qualité des soins, au bénéfice des patients. La vocation du site Internet de la HAS est d'apporter une contribution significative aux missions qui ont été confiées à la Haute Autorité de santé, notamment en matière de promotion des bonnes pratiques, de bon usage des soins et de diffusion de l'information médicale. Ce site s'adresse à un très vaste public : professionnels de santé, journalistes, industriels du médicament, fabricants de dispositifs médicaux mais aussi, plus largement, à tous les citoyens désireux de s'informer sur la qualité en santé.

Le site Internet http://www.has-sante.fr met à la disposition des internautes les productions correspondant au champ des missions de la HAS.

Référentiels et publications

Voici les publications professionnelles concernant les infirmières qu'on lit actuellement sur le site précité.

1. Critères d'EPP pour les soins infirmiers

Démarche d'évaluation des pratiques – 9/9/2009.

2. Chambres à cathéter implantables

Procédures chirurgicales – Soins infirmiers.
Démarche d'évaluation des pratiques – 19/10/2006.

3. Prévention des infections liées aux cathéters veineux périphériques

L'objectif de ces recommandations professionnelles est de prévenir les infections liées aux cathéters veineux périphériques.

Les recommandations abordent les points suivants : choix du cathéter, pose du cathéter, utilisation du cathéter, entretien du cathéter, surveillance, formation, évaluation.

Ces recommandations sont complétées par une série de critères de qualité pour l'évaluation et l'amélioration des pratiques professionnelles.

Méthode : Recommandations pour la pratique clinique – 1/11/2005.

4. Accident vasculaire cérébral (AVC) : prise en charge paramédicale dans une unité de soins

Maladies du système nerveux, soins infirmiers.

Démarche d'évaluation des pratiques – 1/6/2005.

5. Isolement en psychiatrie

Programmes EPP, Démarche d'évaluation des pratiques – 1/6/2005.

6. Sondage urinaire

Soins infirmiers, Démarche d'évaluation des pratiques – 1/6/2005.

7. Contention physique de la personne âgée

Gériatrie, Démarche d'évaluation des pratiques – 1/6/2005.

8. Tenue de dossier de soins infirmiers du malade à domicile [5]

Soins infirmiers, Démarche d'évaluation des pratiques – 1/11/2004.

9. Méthode d'élaboration d'une démarche de soins type à domicile pour une population définie de personnes en situation de dépendance

L'objectif de ce guide méthodologique est d'aider un promoteur, une société savante ou une organisation professionnelle à élaborer une démarche de soins type pour une pathologie donnée, afin d'organiser la collaboration entre les infirmiers libéraux, les médecins généralistes et les autres professionnels impliqués dans les soins.

Ce guide décrit l'importance d'une approche multiprofessionnelle des situations de dépendance à domicile.

Il définit : le contenu de l'évaluation concertée de la situation de la personne soignée ; la formulation précise et la hiérarchisation des composantes de l'objectif global des soins à domicile ; la planification des interventions de soins ; l'évaluation des résultats.

Guide méthodologique – 1/5/2004.

---

5. *Complément en ligne n° 21* : Référentiel d'auto-évaluation des pratiques en soins infirmiers. « Tenue du dossier de soins infirmiers du malade à domicile », ANAES novembre 2004.

10. Critères d'éligibilité des patients à une chimiothérapie anticancéreuse à domicile

Les recommandations ont pour objectif de définir des critères d'éligibilité des patients à une chimiothérapie anticancéreuse à domicile en abordant successivement : la typologie des chimiothérapies anticancéreuses réalisables à domicile dans des conditions de sécurité et de qualité comparables à celles de l'hospitalisation conventionnelle ; l'évaluation du patient dans le cadre d'un projet thérapeutique (préférences du patient et de son entourage et définition des critères médicaux, psychologiques, sociaux et environnementaux) ; la mise en œuvre de la chimiothérapie anticancéreuse à domicile et la surveillance post-chimiothérapie.
La chimiothérapie anticancéreuse pédiatrique, qui requiert des considérations spécifiques, n'a pas été traitée.
Méthode : Consensus formalisé – 1/9/2003.

Développement professionnel continu (DPC)

Le 1er janvier 2013, le DPC a remplacé le dispositif conventionnel de formation continue « volontaire ».
Introduit par l'article 59 de la loi du 21 juillet 2009 HPST (Hôpital, Patients, Santé, Territoire) dans le Code de la santé publique (article 4133-1), le DPC réunit les concepts de formation professionnelle et d'analyse des pratiques professionnelles.
Il concerne tous les professionnels de santé médicaux et paramédicaux, libéraux et salariés avec comme objectif l'amélioration de la qualité et de la sécurité des soins.
Le DPC est une obligation annuelle, individuelle, indemnisée de une à quatre demi-journées par an pour un programme en 2015. Les conditions peuvent évoluer selon différents critères, vous les retrouverez sur le site officiel[6].
Il vous faudra ouvrir votre page personnelle sur internet « mondpc.fr » avec votre adresse mail et un mot de passe qui vous sera demandé à chaque visite. Vous aurez ainsi la possibilité de vous inscrire sur le programme de votre choix.
En fin de formation, une attestation de participation au stage vous est remise par l'organisme de DPC ayant réalisé la formation. Elle la fera aussi parvenir à l'Ordre infirmier validant votre respect de l'obligation de développement continu.

6. http://www.sante.gouv.fr/developpement-professionnel-continu-dpc.html

Fonctionnement du DPC *(figure 3)*

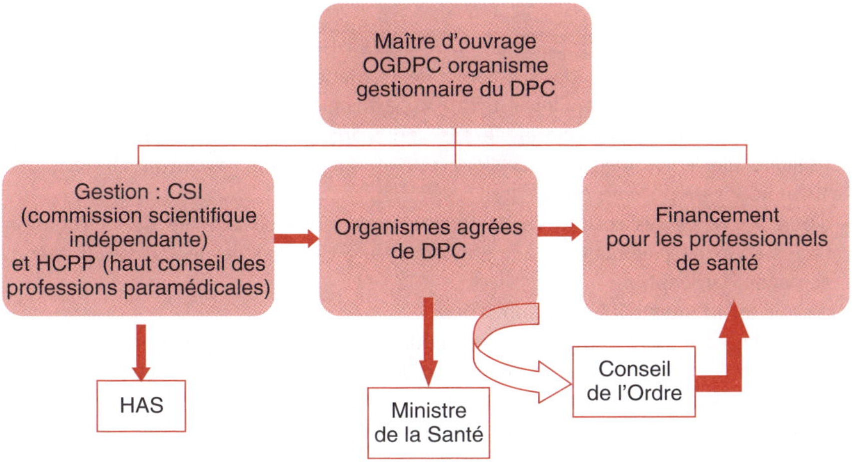

Figure 3 : Fonctionnement du DPC.

Rôle de chaque organisme

- **OGDPC** : il enregistre et contrôle les organismes de DPC, définit les forfaits individuels attribués pour la formation, entre autres liés aux pertes de ressources des infirmières libérales dues à leur absence du cabinet. Il est composé de représentants de l'État, de l'Assurance Maladie, de professionnels.
- **CSI et HCPP** : ils évaluent les organismes de DPC, émettent un avis sur les orientations et les méthodes de DPC.
- **Organismes de DPC** : ils élaborent et mettent en œuvre les programmes de DPC, délivrent les attestations transmises tous les ans aux Conseils des Ordres qui vérifient, une fois au moins tous les 5 ans, du respect de l'obligation de DPC.

Formation professionnelle

Le Fonds interprofessionnel de formation des professionnels libéraux (FIF-PL) a pour mission de gérer la Contribution à la formation professionnelle recouvrée par l'URSSAF. Le 5 février de chaque année, cette Cotisation fonds professionnelle (CFP) due par toutes les infirmières libérales (d'un montant indicatif de 53 € en 2015) est appelée sur le bordereau de cotisation d'allocations familiales.

La procédure de prise en charge financière de la formation professionnelle s'effectue individuellement par un paiement direct au participant à la formation après établissement d'un dossier complet demandé par fax, Minitel, appel téléphonique ou sur Internet.

Elle peut également s'effectuer par un paiement direct à l'organisme de formation après établissement d'une convention de financement de formation entre l'organisme et le FIF-PL.
La recherche se fait à partir du code NAF [7] (8690DI pour les infirmières libérales). La priorité est donnée aux actions agréées de formation collective mais aussi, à titre individuel, pour des actions dont le thème appartient au plan prioritaire.
Les conditions d'indemnisation et de prise en charge changeant chaque année, il est conseillé d'aller en vérifier les détails directement sur le site internent du FIF-PL [8].
Les conditions de prise en charge sont :
- d'être à jour de ses cotisations de formation continue ou exonéré de contribution, l'attestation de paiement devant être envoyée à l'organisme de formation avec la demande d'inscription ;
- d'avoir suivi l'intégralité de la formation.

Le choix des thèmes se fait par rapport aux demandes exprimées par les professionnels, les objectifs de santé publique et l'évolution des sciences et des techniques. La décision est prise par le comité technique du FIF-PL [9].
Le plan prioritaire comprend des formations courtes. Les frais pédagogiques inhérents aux formations longues peuvent faire l'objet d'une participation financière du FIF-PL.
Il existe de nombreux diplômes universitaires (DU). Leur coût est extrêmement variable, allant de 250 à plus de 2 000 €. Ces diplômes sont organisés par différentes UFR [10], à condition d'avoir au préalable un diplôme du premier, deuxième ou troisième cycle d'études.
Ce sont des formations de deux ans au maximum qui permettent de mieux connaître certains domaines précis.

ENCADRÉ 4

FIF-PL
104, rue de Miromesnil, 75384 Paris Cedex 08
Tél. : 01 55 80 50 00 – www.fifpl.fr

Formations payantes

Vous pouvez aussi, par l'intermédiaire d'associations ou d'organismes privés, faire des formations à thèmes que vous financerez vous-même. Ces frais sont déductibles parce

7. Code APE (Activité principale exercée) : le code NAF (Nomenclature d'activité française) représente l'activité de l'entreprise telle qu'elle résulte des statuts ou des formalités administratives.
8. (http://www.fifpl.fr/pages/consulter.php?naf_id=77).
9. *Complément en ligne n° 23* : Formations FIF-PL.
10. UFR : Unités de formation et de recherche.

que considérés comme frais professionnels, ils entreront dans la catégorie « Frais divers de gestion ».

Formations gratuites

Ce sont les formations auxquelles vous invitent les laboratoires pharmaceutiques, les congrès, les hôpitaux, les médecins, les fournisseurs de matériel, les associations telles que l'Hospitalisation à domicile (HAD).
Les réseaux vous y invitent aussi, la participation à ces réunions étant parfois rémunérée lorsque vous appartenez à ce réseau.

Coordination des acteurs de santé

Le maintien à domicile d'un patient se conçoit au travers d'une équipe pluridisciplinaire informelle ou structurée comme dans les réseaux. Quel que soit le mode de fonctionnement, les règles appliquées sont d'emblée celles de bonne confraternité.
Entre collègues infirmières, les règles professionnelles s'imposent (CSP), notamment l'article R. 4312-12 :

> « Les infirmiers ou infirmières doivent entretenir entre eux des rapports de bonne confraternité. Il leur est interdit de calomnier un autre professionnel de la santé, de médire ou de se faire écho de propos susceptibles de lui nuire dans l'exercice de la profession. Un infirmier ou une infirmière en conflit avec un confrère doit rechercher la conciliation. »

Des échanges professionnels peuvent se faire entre infirmières d'un même secteur à l'occasion de formations, de rencontres syndicales ou dans le réseau, ou encore au Centre local d'information et de coordination (CLIC).
Nous rencontrons fréquemment les autres professionnels de santé pour nos patients : médecins, kinésithérapeutes, pédicures. Un travail commun autour du patient s'organise. Le dossier patient, s'il est mis en place, permet une bonne coordination conduisant à une qualité de prise en charge optimale.
Les réseaux sont une alternative au travail « isolé ». Un réseau de soins est une collaboration volontaire de professionnels de santé appartenant à différentes disciplines, dans une zone géographique donnée, qui prend en charge globalement un patient ; celui-ci est au centre du dispositif. La pratique en réseau est un apprentissage de travail pour les professionnels selon un mode concerté, avec une mise en commun de moyens et un partage des informations sur les patients.
L'objectif est d'améliorer la prise en charge d'une pathologie ou d'un type de population précis. Chaque réseau définit ses critères afin d'obtenir une adhésion claire des professionnels. Les réseaux allient projet médical, défini par l'ensemble des professionnels, coordination des soins, formation et information mais aussi évaluation.

Exercice libéral et différentes structures

Certaines infirmières interviennent en maison de retraite ou dans les foyers-résidences, sans en être salariées.

Structures d'hébergement des personnes âgées dépendantes

Elles sont régies par la loi n° 75-535 du 30 juin 1975 [11]. Il existe principalement deux sortes de structure.

– Les **foyers-logements** accueillent des personnes indépendantes dans des appartements individuels aménagés avec leurs meubles. Ils sont locataires et bénéficient de locaux communs et de services collectifs (restaurant, blanchisserie, animations, etc.). Ils souhaitent ne plus rester chez eux tout en conservant les avantages d'un logement individuel. Les médecins et infirmières et autres professionnels paramédicaux libéraux de leur choix peuvent intervenir.
– Les **maisons de retraite** hébergent des personnes âgées en perte d'autonomie ou dépendantes, en chambre meublée avec système d'appel d'urgence, fournissant obligatoirement des services comme les soins ou les repas, l'entretien du linge, une prise en charge médicale et une surveillance par du personnel qualifié, mais également des activités d'animation. Après signature de la convention tripartite, elles deviennent Établissements d'hébergement pour personnes âgées dépendantes (EHPAD). La tarification des établissements s'effectue en fonction de l'état de dépendance des personnes âgées selon les grilles AGGIR.

Les conditions d'exercice des infirmières libérales dans ces structures [12] sont réglementées par les textes suivants.

Convention nationale

– Titre V. 5.2. « Délivrance des soins aux assurés » :

> « 5.2.1. Modalités pratiques liées à l'activité du professionnel
> « b/ Les infirmières exerçant à titre libéral dans les établissements d'hébergement et structures de soins accueillant des personnes âgées
> « Les infirmières libérales intervenant dans les établissements d'hébergement et structures de soins accueillant des personnes âgées sont tenues de respecter des modalités particulières pour que les soins dispensés soient pris en charge par l'assurance maladie. »

Retenons les points essentiels de ce chapitre :
– libre choix de l'infirmière par le patient ;
– obligation d'avoir un cabinet et une clientèle indépendante de l'établissement ;

11. *Complément en ligne n° 24* : Coordinations des institutions sociales et médico-sociales.
12. *Annexe 6 :* Extrait de la Convention nationale des infirmières du 25 juillet 2007 : 5-2 : Délivrance des soins aux assurés et *Complément en ligne n° 25* : Convention nationale, extraits : « Conditions d'exercice en structure d'hébergement ».

- liberté d'organisation de son activité au sein de la structure : plan de prise en charge, horaires dans le respect de la vie de l'établissement (repas, coucher, activités, etc.), continuité des soins ;
- cotation des actes selon la NGAP, encaissement direct des honoraires par l'infirmière, interdiction de concourir d'une quelconque manière aux bénéfices de l'établissement ;
- convention d'exercice libéral formalisant ces modalités entre l'infirmière et l'établissement. Les deux parties peuvent la dénoncer par lettre recommandée avec accusé de réception (AR).

Ces obligations doivent être respectées sous peine de devoir rembourser les « indus ». Aucun lien de subordination ne doit exister entre l'établissement et l'infirmière libérale, l'exercice libéral ne devant pas être « re-qualifié » comme travail salarié déguisé.

NGAP : dispositions générales

- Art. 13-1 « Frais de déplacement pour actes effectués dans un établissement assurant l'hébergement des personnes âgées » régi par la loi nº 75-535 du 30 juin 1975 relative aux institutions sociales et médico-sociales :

> « Lorsque, au cours d'un même déplacement, le médecin, le chirurgien-dentiste ou l'auxiliaire médical intervient dans un établissement assurant l'hébergement des personnes âgées pour effectuer des actes sur plus d'un patient, les frais de déplacement ne peuvent être facturés, selon les modalités prévues par l'article 13 ci-dessus, qu'une seule fois. »

Quel que soit le nombre de patients pris en charge en structure d'hébergement, il ne faut comptabiliser qu'un seul déplacement. L'infirmière doit s'organiser pour regrouper ses soins. Cependant, elle peut compter autant d'indemnités de dimanche ou de jour férié que de patients vus.

Règles professionnelles

Deux articles précisent les obligations spécifiques à notre intervention en établissement.
- CSP, article R. 4312-9 :

> « L'infirmier ou l'infirmière ne peut aliéner son indépendance professionnelle sous quelque forme que ce soit. Il ne peut notamment accepter une rétribution basée sur des obligations de rendement qui auraient pour conséquence une restriction ou un abandon de cette indépendance. »

Le décret nº 99-316 du 26 avril 1999 [13] a modifié les tarifications des établissements d'hébergement des personnes âgées. Il est question de convention tripartite puisque trois financeurs interviennent dans cette prise en charge :

---

13. *Complément en ligne nº 26* : Décret nº 99-316 du 26 avril 1999 relatif aux modalités de tarification et de financement des établissements hébergeant des personnes âgées dépendantes.

– le forfait hôtellerie est à la charge de la personne hébergée ;
– le forfait dépendance est à la charge du conseil général (APA) ;
– le forfait soins est à la charge de l'assurance maladie selon le classement de la personne dans la grille AGGIR. Elle est versée au directeur de la maison de retraite.

L'infirmière libérale voit la modification de son fonctionnement habituel dans le sens où elle est payée selon un forfait arrêté entre elle et la direction de l'établissement. Il arrive fréquemment que les établissements emploient des infirmières salariées ou des aides-soignantes, des auxiliaires de vie et ne tiennent pas compte du libre choix du patient. Les infirmières libérales exerçant encore dans ces structures sont moins nombreuses, elles y font le plus fréquemment des actes prescrits.

Services de soins infirmiers à domicile (SSIAD)

Les SSIAD sont définis par le décret n° 81-448 du 8 mai 1981 [14]. Ils prennent en charge des personnes âgées de plus de 60 ans, malades ou dépendantes.

Suite à une prescription médicale, les SSIAD visent à assurer les soins infirmiers, les soins d'hygiène générale et l'aide à l'accomplissement des actes essentiels de la vie.

Leur objectif est, d'une part, d'éviter l'hospitalisation des personnes et, d'autre part, de faciliter leur retour à domicile.

Ils sont, depuis le décret n° 2004-613 du 25 juin 2004 [15], habilités à prendre en charge des personnes adultes de moins de 60 ans présentant un handicap ou une maladie chronique. Ils peuvent ainsi être polyvalents, c'est-à-dire accomplir conjointement les missions d'un service d'aide et de soins à domicile.

Les interventions du SSIAD sont assurées par des infirmières salariées (dont une infirmière coordinatrice), des aides-soignantes, des aides médico-psychologiques et des auxiliaires médicaux.

Les SSIAD font aussi appel à des infirmières libérales avec lesquelles ils passent une convention : l'infirmière libérale s'engage à respecter le règlement et le projet de service mais aussi à garantir la qualité des soins, d'une part, par une collaboration avec l'infirmière coordinatrice et par la tenue d'un dossier de soins et, d'autre part, par un relevé d'interventions et de transmissions concernant les personnes prises en charge.

La rémunération des infirmières se fait mensuellement par le SSIAD sur la base des actes de la nomenclature et selon un relevé d'activité.

Hospitalisation à domicile (HAD)

Cette structure est une « alternative à l'hospitalisation ». Elle permet d'assurer au domicile du malade des soins médicaux et paramédicaux continus et coordonnés entre le

---

14. *Complément en ligne n° 27* : Décret n° 81-448 du 8 mai 1981 relatif aux conditions d'autorisation et de prise en charge des SSIAD.
15. *Complément en ligne n° 28* : Décret n° 2004-613 du 25 juin 2004 relatif aux conditions techniques d'organisation et de fonctionnement des SSIAD, des services d'aide et d'accompagnement à domicile et des services polyvalents d'aide et de soins à domicile.

service hospitalier, le médecin traitant et tous les professionnels de santé de ville nécessaires à une prise en charge de qualité du malade.

L'admission se fait à partir d'un projet thérapeutique. Le médecin de ville assure au domicile le suivi du malade. Les infirmières coordinatrices assurent les relations avec les différents services de l'hôpital.

L'HAD prend en charge tous les actes médicaux (kinésithérapie, ergothérapie, consultations médicales, examens de laboratoire, imagerie médicale, etc.), la fourniture des médicaments ainsi que la location de tout le matériel nécessaire.

L'HAD assure la continuité des soins à domicile. Les interventions à domicile sont programmées par secteur 24 heures sur 24, 7 jours sur 7.

Les équipes de l'HAD sont constituées d'un médecin responsable, d'un cadre de santé assurant la coordination des interventions, d'infirmières salariées et d'aides-soignantes. La plupart des HAD collaborent avec les infirmières libérales en répartissant la charge en soins entre les différentes équipes (HAD et libérales).

Les soins assurés concernent tous les types de pathologies hormis la psychiatrie. L'HAD peut organiser un relais avec les infirmières libérales mais, cette activité étant très irrégulière, il ne faut pas s'attendre à en tirer un rapport financier régulier et donc suffisant.

Le paiement des soins réalisés par l'infirmière libérale est effectué par l'HAD et non par la CPAM.

Pour l'instant, le statut d'aide-soignante libérale n'existe pas malgré une proposition de loi faite en janvier 2004 dans ce sens. Actuellement, les infirmières libérales peuvent collaborer à domicile avec les aides-soignantes, uniquement dans le cadre des deux structures précédemment citées.

Réseaux de santé

Revenons plus amplement sur ce thème évoqué précédemment.

Les fondements juridiques des réseaux se trouvent dans la loi du 4 mars 2002 [16], article 50 (I, III) et article 84 (I) : Chapitre V : Réseaux, loi intégrée au Code de la santé publique, articles L. 6321-1 et L. 6321-2.

La loi n° 2009-879 du 21 juillet 2009 portant réforme de l'hôpital et relative aux patients, à la santé et aux territoires a réaffirmé la place des réseaux de santé dans le paysage sanitaire en les intégrant dans la définition des Schémas régionaux d'organisation des soins (SROS) dont l'objet est de prévoir et de susciter les évolutions nécessaires de l'offre de soins afin de répondre aux besoins de santé de la population et aux exigences d'efficacité et d'accessibilité géographique.

---

16. *Complément en ligne n° 29* : Loi n° 2002-303 du 4 mars 2002 relative aux droits des malades et à la qualité du système de santé.

– Les réseaux ont pour objet de favoriser l'accès aux soins, la coordination, la continuité des soins, l'interdisciplinarité des prises en charge sanitaires. Ils procèdent à des actions d'évaluation et peuvent participer à des actions de santé publique.
– Le réseau peut être constitué en association loi 1901, en Groupement d'intérêt public (GIP) ou en Groupement d'intérêt économique (G1E), mais aussi en Groupement de coopération sanitaire (GCS).
– Les prises en charge concernées sont spécifiques à certaines pathologies, certaines populations, certaines activités sanitaires.
– Les moyens mis en œuvre sont l'éducation à la santé, la prévention, le diagnostic, les soins.
– Les réseaux sont constitués entre les professionnels de santé libéraux, les médecins du travail, des établissements de santé, des centres de santé, des institutions médicales ou médico-sociales, des organisations à vocation sanitaire ou sociale, des représentants des usagers.

Prise en charge et financement

Cette dotation rend possible la prise en charge d'éléments jusqu'à présent non finançables :
– la coordination (dédommagement des participants aux réunions de coordination, salaire du coordinateur) ;
– les actions collectives de prévention (réunion d'éducation thérapeutique...) ;
– la formation pluridisciplinaire propre aux actions du réseau ;
– la rémunération des professionnels de santé qui réaliseraient des actes et prises en charge hors système conventionnel et hors nomenclature dans le cadre du réseau de santé.

D'autres sources de financement peuvent être envisagées pour faire fonctionner le réseau :
– le FIQCS [17] : Fonds d'intervention pour la qualité et la coordination des soins ;
– le FNPEIS : Fonds national de prévention, d'éducation et d'information pour la santé ;
– les budgets des établissements publics ;
– les remboursements de l'assurance maladie ;
– les dispositifs de formation conventionnels.

Place de l'infirmière libérale

Les infirmières libérales peuvent être :
– « promoteurs » de réseaux, c'est-à-dire membres fondateurs et, à ce titre, appartenir au conseil d'administration, donc être décisionnaires ;
– membres du comité de pilotage, avec un rôle de conseiller ;
– adhérentes et participer à la prise en charge de patients, à la formation continue.

---

17. *Complément en ligne n° 30* : Financement des réseaux FIQCS et décret n° 2007-973 du 15 mai 2007.

L'adhésion aux réseaux est recommandée, d'une part, pour bénéficier des avantages qu'ils procurent et, d'autre part, pour vérifier le respect des intérêts de notre profession dans ces structures majoritairement gérées par le milieu médical.

Services d'aide à domicile

Le maintien à domicile intervient chez des personnes âgées, dépendantes, handicapées ou malades, pour répondre à une situation de besoin d'aide et ce, dans l'objectif de leur permettre de rester à domicile.
Ce maintien est rendu possible par l'intermédiaire des services d'aides ménagères.
Ces dernières doivent être considérées comme des aides et non comme des femmes de ménage. En effet, elles permettent à des personnes âgées de rester à domicile en réalisant les actes nécessaires à leur vie quotidienne – ménage, lessive, repassage, préparation des repas, courses, aide à la mobilisation, aide à la toilette, à l'habillement – mais aussi au travers d'actes relationnels – soutien moral, maintien de la vie relationnelle, lien avec les familles et l'extérieur.
Les besoins de la personne en état de dépendance sont évalués lors d'une rencontre. Les tarifs appliqués sont fixés selon les ressources de chacun. Les jours et heures d'intervention sont planifiés par le service d'aide avec la personne.
La participation au financement de cette aide peut provenir :
- de l'APA (Allocation pour perte d'autonomie) ;
- des Centres d'action sociaux (CAS) ;
- de la Caisse nationale d'allocation vieillesse (CNAV).

En 2002, un Diplôme d'auxiliaire de vie sociale est créé (DEAVS) [18] par arrêté du 26 mars 2002 (*BO* du ministère de la Santé 2002/14). Il regroupe les professions d'aide à domicile, d'aide ménagère, d'auxiliaire de vie et d'auxiliaire familiale. Ce diplôme leur permet d'aider des personnes dépendantes pour les actes essentiels de la vie : toilette, lever, coucher. Elles apportent soutien et aide et maintiennent, là aussi, le lien social.
De nombreux départements connaissent une importante pénurie d'infirmières libérales ; de plus, des services d'auxiliaires de vie sociale se mettent en place. Le problème se pose de façon aiguë dans la définition de la frontière entre aide et soin, celle-ci n'ayant jamais été définie et restant floue pour beaucoup.

---

18. DEAVS : Diplôme d'État d'auxiliaire de vie sociale.

ORGANISER SON ACTIVITÉ AU QUOTIDIEN

Local professionnel

Le plus fréquemment, les infirmières libérales exercent au domicile du patient. Cependant, lorsque ces derniers peuvent se déplacer et que les soins le permettent, ils viennent en consultation au cabinet. La consultation peut se tenir à heures fixes et/ou sur rendez-vous.

Réglementation

La **Convention nationale** précise les modalités d'exercice de l'activité infirmière.
– Titre V. « Modalités d'exercice conventionnel » :

> « **La présente convention s'applique**, d'une part, aux caisses primaires d'assurance maladie... et, d'autre part, aux infirmières exerçant à titre libéral, **pour les soins dispensés au cabinet** ou au domicile du malade ou à son substitut.
> « **Les infirmières sont tenues de faire connaître aux caisses : [...] l'adresse de leur cabinet professionnel** principal et/ou secondaire. Le cabinet professionnel peut être soit un cabinet personnel, soit un cabinet de groupe. Il doit être réservé à l'exercice de la profession infirmière.
> « Il peut s'agir soit d'un cabinet personnel, soit d'un cabinet de groupe, soit d'une société.
> « Il appartient aux caisses de s'assurer que les conditions d'activité libérale sont bien respectées pour l'exercice sous convention. »

Le **Code de la santé publique**, partie IV, livre III, titre 1er, chapitre II, « Règles professionnelles », complète les points précédents.
– Article R. 4312-33 :

> « L'infirmier ou l'infirmière doit disposer, au lieu de son exercice professionnel, d'une installation adaptée et de moyens techniques suffisants pour assurer l'accueil, la bonne exécution des soins et la sécurité des patients. »

– Article R. 4312-5 :

> « L'infirmier ou l'infirmière doit, sur le lieu de son exercice, veiller à préserver autant qu'il est possible la confidentialité des soins dispensés. »

Afin de respecter la confidentialité des soins, la salle d'attente se révèle nécessaire.
– Article R. 4312-11 :

> « L'infirmier ou l'infirmière respecte et fait respecter les règles d'hygiène dans l'administration des soins, dans l'utilisation des matériels et dans la tenue des locaux... »

Afin de respecter la qualité des soins, il est souhaitable d'avoir dans la salle de soins un point d'eau, permettant facilement le lavage des mains entre chaque soin, mais aussi l'entretien du matériel et du local.
– Article R. 4312-35 :

> « Il est interdit à un infirmier ou à une infirmière d'exercer sa profession dans un local commercial et dans tout local où sont mis en vente des médicaments ou des appareils ou produits ayant un rapport avec son activité professionnelle. »

Dans le respect de ces conditions, le cabinet peut se trouver au domicile de l'infirmière. Une entrée indépendante est vivement recommandée.
Selon la circulaire DGS n° 1428 du 9 mai 1994 [1], si une plainte est déposée par un patient, la DDASS vérifie l'existence et la conformité du cabinet.
Le local professionnel peut être loué ou acquis.
En cas d'acquisition, il est important de différencier le patrimoine privé du patrimoine professionnel. Aussi est-il préférable d'avoir un contrat de mariage. Le plus adapté est le « régime de la séparation de biens ». Ce contrat permet à chacun de conserver la propriété, la jouissance et la libre disposition de ses biens, acquis avant ou après le mariage. Chacun est responsable de ses dettes, notamment professionnelles, sur son seul patrimoine. Or, changer de régime matrimonial nécessite l'homologation du nouveau contrat par le tribunal du lieu de résidence.

Location

Le bail professionnel s'applique aux professions libérales ou assimilées, réglementées par la loi n° 86-1290 du 23 décembre 1986. La plupart des règles restent déterminées par le Code civil (articles 1713 et suivants).
Avant de conclure un bail professionnel, il est impératif de vérifier auprès de la mairie que le local est bien affecté administrativement à l'exploitation d'une activité professionnelle. Sinon, la demande est faite par le propriétaire ou, avec l'accord de ce dernier, par le locataire.
La transformation d'un local d'habitation en local à usage professionnel [2] est interdite à Paris, et ce dans un rayon de 50 km, mais aussi dans les communes de 10 000 habitants et plus. Les dérogations données par le préfet concernent les locaux entièrement professionnels et d'une surface inférieure à 40 m^2.
La rédaction du bail doit faire figurer les éléments suivants :
– il précise qu'il s'agit d'une location à usage professionnel ;
– il est rédigé au nom de l'infirmière, de la SCM ou de la SCP ;

---

1. *Complément en ligne n° 31* : Extrait de la circulaire DGS n° 1428 du 9 mai 1994.
2. *Complément en ligne n° 32* : Extrait du Code de la construction et de l'habitation, titre III : « Dispositions tendant à maintenir ou à augmenter le nombre de logements ».

– il indique la durée du bail : 6 ans au moins avec tacite reconduction pour la même durée ;
– il détermine les travaux à la charge du bailleur et du locataire. Les travaux réalisés par le locataire pourront être déduits de ses frais professionnels ;
– il arrête le montant du loyer, la périodicité de révision ;
– il prévoit une indexation du loyer, par exemple sur l'indice du coût de la construction ;
– il fixe le dépôt de garantie (généralement 2 mois de loyer).

Six mois avant la fin du bail, le locataire ou le bailleur peut notifier à l'autre, par lettre recommandée avec AR, son intention de quitter les locaux ou de ne pas renouveler le bail.

Acquisition

Payer ses loyers durant des années à « fonds perdus » est une motivation suffisante pour devenir propriétaire de son local.

Plusieurs possibilités s'offrent à vous pour cette acquisition : acheter seule ou à plusieurs.

Financer seule l'acquisition de son cabinet se fait après une étude personnalisée approfondie avec sa banque. Différents prêts sont envisageables selon l'existence ou non d'un apport financier.

Une garantie hypothécaire peut être prise sur le local et une caution (mari, famille, etc.) demandée. Il faut tenir compte des frais d'agence et de notaire qui augmentent la première mensualité.

Ce bien, affecté à l'exercice de votre profession, sera inscrit au Registre des immobilisations. Selon le pourcentage d'utilisation professionnelle, cette inscription permettra la déduction des frais suivants : acquisition, frais financiers, entretien, impôts et taxes, assurance, amortissement.

Lors de la vente de ce local, la plus ou moins-value sera calculée et déclarée aux impôts.

À deux ou à plusieurs, la constitution d'une Société civile immobilière (SCI) est possible et permet d'acheter plus facilement un local. Les associés peuvent être vos collègues infirmières ou d'autres paramédicaux, voire votre famille. Chaque associé possède des parts sociales.

La SCI est propriétaire des locaux et le loue à l'infirmière, à la SCM ou à la SCP.

Le bail professionnel est rédigé entre la SCI et les locataires dans les conditions citées au chapitre précédent.

La SCI repose sur des statuts, rédigés par un juriste, complétés par un règlement intérieur.

Elle a la personnalité morale. Un numéro de SIREN lui est attribué au Registre du commerce et des sociétés (RCS) afin de l'identifier.

Les associés perçoivent les bénéfices créés par la SCI complétant ainsi leurs revenus.

Le retrait de la SCI se fait par vente des parts sociales.

Changement de cabinet

Le changement d'adresse est signifié par courrier à la personne responsable des relations avec les professionnels de santé de la Caisse d'assurance maladie dont vous dépendez.
– Convention nationale, Titre V, 5-1 :

> « Les infirmières doivent faire connaître aux caisses les modifications intervenues dans leur mode d'exercice, dans un délai de deux mois au maximum à compter de cette modification. »

Un questionnaire concernant le nouveau local vous est alors adressé. Dès réponse à ce questionnaire, les nouvelles feuilles de soins et le tampon vous parviennent.
Deux annonces dans la presse locale vous permettent d'informer la population. Vous pouvez prévenir par courrier les professionnels de santé du secteur et les clients qui ont déjà fait appel à vous.

Cabinet secondaire

– CSP – Article R. 4312-34, modifié par le décret n° 2010-344 du 31 mars 2010 – art. 134 :

> « L'infirmier ou l'infirmière ne doit avoir qu'un seul lieu d'exercice professionnel. Toutefois, par dérogation à cette règle, il peut avoir un lieu d'exercice secondaire dès lors que les besoins de la population, attestés par le directeur général de l'Agence régionale de santé, le justifient. L'autorisation d'exercer dans un lieu secondaire est donnée par le directeur général de l'Agence régionale de santé, à titre personnel et non cessible. Elle est retirée par le directeur général de l'Agence régionale de santé lorsque les besoins de la population ne le justifient plus, notamment en raison de l'installation d'un autre infirmier.
> « Les dispositions du présent article ne font pas obstacle à l'application par les sociétés civiles professionnelles d'infirmiers et leurs membres de l'article R. 4381-88. »

Si la demande en soins infirmiers n'est pas satisfaite, l'infirmière peut avoir un cabinet secondaire. L'autorisation personnelle, accordée par le Directeur de l'ARS, est non cessible.
Elle est retirée si une autre infirmière s'installe dans ce secteur.

Affichage des tarifs

– CSP – Article R. 4312-40 « Règles professionnelles ».
Cet article est très clair à ce sujet :

> « L'infirmier ou l'infirmière informe le patient du tarif des actes d'infirmier effectués au cours du traitement ainsi que de sa situation au regard de la convention des

infirmiers prévue à l'article L. 162-12-2 du Code de la Sécurité sociale. Il affiche également ces informations dans son lieu d'exercice et de façon aisément visible... »

Cet article est renforcé par le décret n° 2009-152 du 10 février 2009 sur l'obligation d'affichage des prix.
Au chapitre Ier du titre Ier du livre Ier de la première partie du Code de la santé publique (dispositions réglementaires), après la section 2, il est créé une section 3 comprenant les articles R. 1111-21 à R. 1111-25 ainsi rédigée :

« Section 3
« Obligation d'affichage du professionnel de santé
« • Art. R. 1111-21. – Les professionnels de santé mentionnés aux livres Ier et III de la quatrième partie du présent code et qui reçoivent des patients affichent, de manière visible et lisible, dans leur salle d'attente ou, à défaut, dans leur lieu d'exercice, les tarifs des honoraires ou fourchettes des tarifs des honoraires qu'ils pratiquent ainsi que le tarif de remboursement par l'assurance maladie en vigueur correspondant aux prestations suivantes dès lors qu'elles sont effectivement proposées : ...
« 3° Pour les autres professionnels de santé : consultation, visite à domicile et au moins cinq des prestations les plus couramment pratiquées [3]. »

Équipement

Le cabinet doit être accessible aux personnes handicapées en fauteuil roulant.
Il se compose :
- d'une salle d'attente équipée avec des chaises, une table mettant à disposition des lectures (revues, livres pour enfant) ;
- d'une salle de soins avec un fauteuil ou un divan, un réfrigérateur pour la conservation de certains produits, un bureau, un plan de travail, un point d'eau ;
- de toilettes ;
- d'une pièce servant de réserve de matériel, séparée si possible.

Plaque professionnelle

Apposée à l'entrée de votre local, la plaque professionnelle mesure au maximum 25 cm × 30 cm, ne comporte que vos nom, prénom, titres, diplômes, lieu de délivrance, certificats ou attestations reconnus par le ministre de la Santé, adresse, téléphones professionnels, horaires d'activité (CSP, article R. 4312-37 : « Règles professionnelles »).

Matériel

Le **matériel de bureau** comprend : stylos, agrafeuse, ciseaux, trombones, cachet professionnel, bloc de papier, feuilles de soin, liste des adresses utiles, annuaires téléphoniques.

3. *Annexe 7* et *Complément en ligne n° 33* : Tarifs conventionnels des infirmières.

Nous verrons ultérieurement quel est l'équipement informatique nécessaire pour facturer les soins et tenir sa comptabilité.

Le **matériel médical** se compose :

– d'une mallette ;
– de seringues de 10 mL, 5 mL, 2 mL, 1 mL ;
– d'aiguilles à injections intramusculaires, à intraveineuses, sous-cutanées ; trocarts, épicrâniennes, cathéters intraveineux ;
– de coton, alcool, gel hydro-alcoolique, garrots, sparadrap, micropore, ciseaux ;
– de un ou deux tensiomètres (un pour le cabinet, l'autre pour les visites à domicile) ;
– de compresses, bandes, sets de pansements jetables, lames de bistouri ;
– de pinces stériles jetables ;
– de quelques boîtes à pansement, produits de stérilisation à froid.

Des magasins de matériel médical permettent de se fournir en matériel mais la vente par correspondance fonctionne parfaitement.

Le matériel de prélèvement de laboratoire (sang et urine) est le plus fréquemment fourni aux infirmières libérales par les laboratoires sous des conditionnements spécifiques à chaque laboratoire (mallette, boîtes, etc.).

La stérilisation pose différents problèmes lorsque l'on souhaite s'inscrire dans une démarche qualité. La stérilisation à l'autoclave est aujourd'hui contestée, aucun contrôle n'étant pratiqué.

Des mesures pour une meilleure sécurité quant à la stérilisation du matériel chirurgical ont été prises depuis l'apparition de la maladie de Creutzfeldt-Jakob et face aux agents transmissibles non conventionnels (ATNC). On se référera au texte de la Direction générale de la santé/Direction de l'hospitalisation et de l'organisation de soins E2 (circulaire DGS/5 C/DHOS/E2 n° 2001-138 du 14 mars 2001 relative aux précautions à observer lors de soins en vue de réduire les risques de transmission d'agents transmissibles non conventionnels [4]).

Les infirmières utilisent de plus en plus des sets stériles jetables qu'elles peuvent d'ailleurs prescrire à leurs patients. Conçus spécialement pour chaque geste pratiqué à domicile (sondage, perfusion, pansements variés), ces produits offrent toutes les garanties et permettent à leurs utilisateurs de s'assurer de la qualité des soins.

4. *Complément en ligne n° 34* : Circulaire DGS/5 C/DHOS/E2 n° 2001-138 du 14 mars 2001 relative aux précautions à observer lors de soins en vue de réduire les risques de transmission d'agents transmissibles non conventionnels.

Tournée

Véhicule

La voiture est essentielle pour notre profession, c'est le moyen de déplacement le plus usité par les infirmières. Ensuite, tout est question de choix : citadine ou routière pour la campagne et la montagne.
Ce véhicule doit être assuré à titre professionnel, ce qui vous permet en cas de problèmes (accrochage, vol) d'avoir un véhicule de remplacement immédiatement. Les règles du bonus/malus applicables sont différentes de celles d'une assurance classique : le bonus est plus facile à acquérir et plus difficile à perdre.
Privilégier confort et pratique de rangement s'avère une nécessité !

Caducée

Historiquement [5], le caducée est le symbole d'Hermès, dieu du commerce dans l'antiquité grecque. Il est alors composé d'une branche d'olivier, surmontée de deux ailes et entourée de deux serpents entrelacés.
Cet emblème a été repris par les médecins et n'est plus alors constitué que d'une branche entourée du serpent d'Asclépios, coiffé d'un miroir : symbole de la prudence.
Par assimilation, les professions paramédicales ont conçu leurs propres caducées.
Légalement, seuls les infirmières, les masseurs-kinésithérapeutes et les pédicures ont un insigne professionnel dont le modèle a été établi par le ministère de la Santé.
Lorsqu'il est apposé sur le pare-brise d'un véhicule, il ne supprime en rien l'obligation de payer les places de parking et de régler ses contraventions.

Numéro de téléphone

Le numéro de téléphone est primordial pour l'activité de l'infirmière. Cédé lors du droit de présentation ou créé par vous-même, il est le moyen de fidéliser la clientèle.
Il peut être fixe, relié à un répondeur sur lequel vous aurez enregistré un message de ce style : « Bonjour, vous êtes sur le répondeur téléphonique de madame X, infirmière à domicile. Actuellement occupée, je ne peux vous répondre ; aussi laissez votre nom, votre numéro de téléphone et le motif de votre appel afin que je vous contacte dès que possible, merci ».
Il faut relever régulièrement les messages et rappeler les clients.
Vous pouvez aussi procéder à un transfert de la ligne professionnelle sur votre téléphone portable si vous en possédez un.
Il existe des secrétariats téléphoniques qui prennent les rendez-vous à votre place et tiennent votre agenda moyennant une rétribution mensuelle déductible de vos frais

---

5. (http://www.cetec-info.org/jlmichel/Caducee.Hermes/Caducee.html).

professionnels. Il faut transférer la ligne téléphonique sur celle de la secrétaire et l'appeler régulièrement afin de prendre connaissance des noms, adresses des clients ainsi que des jours et heures des rendez-vous pris.
Ce système présente l'avantage d'un contact direct recherché par la clientèle ; l'inconvénient en est la gestion du planning par une secrétaire qui n'est pas infirmière !
Il reste la solution du téléphone portable. En effet, choisir un numéro de téléphone portable comme numéro professionnel est possible. Ce choix a l'avantage de vous laisser gérer les appels, les prises de rendez-vous, mais il nécessite une bonne organisation : posséder un petit bloc-notes et un stylo dans ses poches, mémoriser les rendez-vous déjà pris. Comme avec le téléphone fixe, l'inconvénient se trouve dans les appels intervenant pendant les soins, que vous ne pourrez pas prendre. Ils seront enregistrés sur répondeur et vous devrez rappeler afin d'éviter la fuite d'éventuels patients, mais ce rappel peut se faire dès la fin du soin donc rapidement.
Votre numéro, qu'il soit fixe ou sur téléphone portable, apparaîtra sur Internet mais aussi sur l'annuaire du département, il sera le garant de votre notoriété.

Cartes de visite

Leur utilité n'est pas à démontrer, tous les professionnels ayant leur carte de visite quel que soit leur domaine. Si vous avez intégré un groupe, elles existent déjà sans doute. Les renseignements inscrits sont :
- nom et prénom ou nom de la SCP, infirmière(s) à domicile ;
- adresse du cabinet et numéro de téléphone ;
- éventuellement heures de consultations sur rendez-vous ou non.

Leur réalisation se fait classiquement chez un imprimeur qui, pour une première fois, vous guidera dans le choix du support, de la couleur, de la police d'écriture. Le plus simple est souvent le mieux, avec une écriture facilement lisible, des chiffres visibles sans forcer la vue. Des offres d'impression arrivent aussi par La Poste et par Internet. Certaines infirmières les impriment elles-mêmes, de bons programmes informatiques existant sur le marché.

Horaires de travail

Très variables d'un cabinet à l'autre, ils dépendent de la charge de travail et de l'organisation mise en place. Le créneau horaire du matin se situe entre 7 et 13 heures et celui du soir entre 17 et 20 heures, voire 21 heures. La charge de travail est différente d'une année à l'autre, d'une saison à l'autre, d'un mois à l'autre, d'une semaine à l'autre, d'un jour à l'autre, il faut s'adapter et accepter les « coups de feu ».

Soins

Vous êtes libre d'accepter ou non les demandes de soins qui vous parviennent selon les secteurs géographiques, votre planning, votre charge en soins du moment.

Les soins effectués en secteur libéral sont en étroite corrélation avec la NGAP qui donne la cotation de ces actes et permet ainsi de facturer les soins.
Les **soins infirmiers** tels les soins d'hygiène, la prévention, l'éducation et la surveillance correspondent aux Actes de soins infirmiers **(AIS)**. Ils sont réalisés suite à une prescription de démarche de soins infirmiers (DSI) rédigée par le médecin prescripteur (article 11 de la NGAP).
Les **actes infirmiers** ou Actes médicaux infirmiers **(AMI)** regroupent les injections de toutes sortes (intramusculaire, intraveineuse, sous-cutanée), les perfusions, les prises de sang, les pansements simples et complexes, les soins divers (pose de sonde urinaire, alimentation entérale) et les soins spécialisés (chimiothérapie, dialyse, traitement de la douleur).
La facturation des AIS inclut l'ensemble des AMI, y compris la tenue du dossier de soins et éventuellement la fiche de liaison. Une dérogation s'applique à cette règle qui concerne, d'une part, la perfusion et, d'autre part, le pansement lourd et complexe nécessitant des conditions d'asepsie rigoureuses. Ces actes se cumulent à la séance de soins infirmiers et sont donc facturés.
Les actes de nuit effectués entre 20 heures et 8 heures sont payés au tarif de nuit à condition que l'appel du patient ait lieu entre 19 heures et 7 heures. Les actes de nuit effectués plusieurs jours d'affilée sont pris en charge à condition que le médecin prescripteur ait précisé l'horaire sur l'ordonnance.
Le tarif de dimanche appliqué le samedi concerne les appels reçus :
– le vendredi pour débuter les soins le samedi ;
– ou le samedi même.
Afin de permettre la prise en charge de ce tarif, l'ordonnance doit dater du vendredi ou du samedi.

Appels des patients

Il faut savoir discerner les appels urgents de ceux qui le sont moins afin d'apporter une réponse adaptée dans tous les cas.
Il est essentiel de mener un entretien téléphonique minimal pour connaître :
– les coordonnées de la personne : nom, adresse exacte avec étage, numéro de porte, code d'entrée du bâtiment, numéro de téléphone ;
– la nature du soin à effectuer (s'il s'agit d'une injection, de quel produit ?). La réponse apportée à un traitement de lumbago ne sera pas la même que celle apportée pour traiter la chute des cheveux ;
– le nombre de séances prescrites ;
– l'ordonnance prévoit-elle le passage à domicile ? La personne peut-elle se déplacer ? Elle appréciera sans doute de venir au cabinet et d'éviter ainsi une attente à son domicile ;
– la personne doit avoir tous les produits nécessaires à l'acte : certains ignorent que l'infirmière ne fournit pas les compresses, le désinfectant et surtout pas le produit injectable.

Plan de route

Les rendez-vous pris pour le lendemain, il faut à présent préparer la « tournée ».
Il faut s'assurer que toutes les coordonnées des patients sont en votre possession, que votre mallette est complète et que vous avez les cartes du secteur desservi.
Lister les patients dans l'ordre de passage permet de retenir leur nom, leur adresse et surtout la nature de leurs soins et ainsi d'éviter les oublis.
La priorité est donnée aux patients diabétiques, aux personnes à jeun pour des prélèvements sanguins.
Ensuite, la journée évolue selon l'importance des soins que vous aurez identifiée, l'entente avec les patients et surtout les secteurs géographiques. Il est important de regrouper les soins par quartier afin de ne pas perdre trop de temps. Une bonne connaissance des rues vous y aidera.
Sur votre feuille de route, faire un planning horaire peut vous aider au cours de la matinée. Ainsi, vous pourrez boucler votre tournée en temps et en heure, s'il n'y a pas d'imprévu.

Transmissions

Les transmissions entre collègues se font le plus souvent par téléphone.
Certaines infirmières utilisent le fax ou les mails pour envoyer la liste des patients à prendre en charge et complètent verbalement la transmission.
D'autres travaillent sur le même ordinateur installé au cabinet et passent juste imprimer la liste des patients. Mais là encore, la transmission orale est utile.
D'autres organisations existent qui permettent aux professionnels de se rencontrer régulièrement.
À chacun de développer son fonctionnement propre et de l'adapter à ses conditions d'exercice.

Élimination des déchets

L'élimination des déchets est définie par différents textes législatifs.
– CSP – Article R. 4312-11 :

> « L'infirmier ou l'infirmière respecte et fait respecter les règles d'hygiène dans l'administration des soins, dans l'utilisation des matériels et dans la tenue des locaux. Il s'assure de la bonne élimination des déchets solides et liquides qui résultent de ses actes professionnels. »

Le décret n° 97-1048 du 6 novembre 1997 [6] définit :
– ce que sont :
– les Déchets d'activité de soins (DAS) :

> « Déchets issus des activités de diagnostic, de suivi et de traitement préventif, curatif ou palliatif, dans les domaines de la médecine humaine et vétérinaire. »

– les Déchets d'activité de soins à risque infectieux (DASRI) :

> « 1° présentent un risque infectieux [...] »

Sont concernés les « piquants » (aiguilles), « tranchants » (lames de bistouri) mais aussi les déchets « mous » : compresses, diverses poches...
– qui en est le producteur – article R. 44-2 :

> « Toute personne qui produit des déchets définis à l'article R. 44-1 est tenue de les éliminer. »

Deux arrêtés du 7 septembre 1999 [7] complètent ce décret :
– entreposage des déchets d'activité de soins à risque infectieux ;
– contrôle des filières d'élimination.
Certains professionnels produisent une quantité :
– supérieure à 100 kg de déchets par semaine ;
– inférieure ou égale à 100 kg par semaine et supérieure à 5 kg par mois ;
– inférieure à 5 kg. Ce cas correspond à l'activité des infirmières libérales.
Les déchets doivent être entreposés à température ambiante, dans des emballages étanches munis de dispositifs de fermeture provisoire et définitive, adaptés à la nature des déchets. **La durée d'entreposage ne peut dépasser 3 mois pour une production égale ou inférieure à 5 kg.** Pour une quantité comprise entre 5 et 100 kg par mois, la durée d'entreposage est de 7 jours et, au-delà de 100 kg, elle est de 72 heures.
Dans le cadre du contrôle des filières d'élimination, l'infirmière doit signer, en vue de leur élimination, une convention avec un prestataire de service chargé de l'élimination des déchets. Elle doit émettre un bon de prise en charge lors de la remise des déchets au collecteur qui, à son tour, lui remettra un bordereau de suivi. En cas de production inférieure à 5 kg par mois, le collecteur envoie un récapitulatif annuel des opérations d'incinération ou de pré-traitement par désinfection de ses déchets.
L'arrêté du 11 décembre 2000 relatif au transport des marchandises dangereuses par route (ADR) [8] autorise l'infirmier libéral à transporter ses déchets dans son véhicule

---

6. *Complément en ligne n° 35* : Décret n° 97-1048 relatif à l'élimination des déchets d'activité de soins à risques infectieux et assimilés et des pièces anatomiques.
7. *Complément en ligne n° 36* : Arrêtés du 7 septembre 1999 relatifs aux modalités d'entreposage des déchets d'activités de soins à risques et au contrôle des filières d'élimination.
8. ADR : Accord européen relatif au transport international des marchandises dangereuses par route.

personnel ou de service à condition que la masse transportée demeure inférieure ou égale à 15 kg et soit dans des contenants aux normes.
Plusieurs autres arrêtés concernent les installations d'incinération :
– l'arrêté du 20 septembre 2002 relatif aux installations d'incinération et de co-incinération de déchets non dangereux et aux installations incinérant des déchets d'activités de soins à risques infectieux : il fixe les conditions d'acceptation et d'incinération des déchets d'activités de soins à risques infectieux dans une usine d'incinération ;
– l'arrêté du 20 septembre 2002 applicable aux installations nouvelles.
Ces deux arrêtés remplacent, à compter du 28 décembre 2005, respectivement :
– l'arrêté du 25 janvier 1991 relatif aux installations d'incinération de résidus urbains ;
– l'arrêté du 23 août 1989 relatif à l'incinération de déchets contaminés dans une usine d'incinération de résidus urbains (le nouveau texte apporte des modifications notables, en particulier une valeur limite de 0,1 mg/m^3 pour les dioxines dans les fumées émises par l'installation) ;
– l'arrêté du 10 octobre 1996 relatif aux installations spécialisées d'incinération et aux installations de co-incinération de certains déchets industriels spéciaux ;
– l'arrêté du 5 décembre 2002 modifiant l'arrêté du 1er juin 2001 modifié relatif au transport des marchandises dangereuses par route (ADR), à l'identification des produits transportés (obligations de l'expéditeur), au mode de contenants autorisés ;
– l'arrêté du 24 novembre 2003 relatif aux emballages des déchets d'activités de soins ; le descriptif fait est très précis quant à leur destination.

L'élimination des déchets est un sujet très sensible car très réglementé. Les buts recherchés sont non seulement la sécurité du patient, de sa famille, de l'infirmière elle-même et des collecteurs, mais encore le respect de l'hygiène et la protection de l'environnement. Le ramassage des cartons d'une taille de 5 kg s'effectue trimestriellement. Le carton plein est alors fermé et emporté par le prestataire qui le prend en charge et fait signer un « bon de prise en charge » à l'infirmière libérale. Elle doit conserver ce bon qui sert au suivi de ses déchets. Le coût annuel de ce type d'élimination se situe aux environ de 150 €, dépense déductible comme frais professionnels.
Selon la circulaire DGS n° 1428 du 9 mai 1994[9], un contrôle de la DDASS est possible, mais **uniquement suite à une plainte.** Quoi qu'il arrive, et par définition, cette circulaire ne vous est pas opposable. L'autre contrôle possible est celui de la CPAM puisque l'article 5.1 de la convention impose le local professionnel comme condition à l'exercice conventionné. Seule **l'existence physique** du cabinet est alors vérifiable.

9. *Cf. complément en ligne n° 31* : Extrait de la circulaire DGS n° 1428 du 9 mai 1994.

Prescriptions médicales, ententes préalables, démarche de soins infirmiers

Prescriptions médicales

Les infirmières libérales ne travaillent que sur ordonnance.
– L'article R. 4312-29 du CSP précise que :

> « L'infirmier ou l'infirmière applique et respecte la prescription médicale écrite, datée et signée par le médecin prescripteur, ainsi que les protocoles thérapeutiques et de soins d'urgence que celui-ci a déterminés. Il vérifie et respecte la date de péremption et le mode d'emploi des produits ou matériels qu'il utilise. Il doit demander au médecin prescripteur un complément d'information chaque fois qu'il le juge utile, notamment s'il estime être insuffisamment éclairé. »

Les prescriptions médicales doivent être clairement libellées. Vous devez y trouver écrits de façon lisible :
– le nom et le prénom du patient ;
– la nature de la prescription : le produit et sa concentration, la dose prescrite, la voie d'injection, le nombre de séances, éventuellement l'horaire, au domicile ou au cabinet ;
– la date, la signature.
Les ordonnances sont de deux types :
– simples, identiques pour la majorité des patients ;
– « bizones [10] », réservées aux personnes souffrant d'Affections de longue durée (ALD) : elles sont prises en charge à 100 % par l'assurance maladie. L'ordonnance est séparée en deux parties, d'où son appellation. La partie supérieure sert à inscrire les prescriptions en rapport avec l'« affection exonérante [11] » ; la seconde partie, intitulée « maladies intercurrentes », sert à prescrire les soins sans rapport avec l'ALD.
Lors de sa consultation, le médecin prescripteur choisit l'ordonnance adéquate. En s'y référant, l'infirmière sera fixée sur la prise en charge.

ENCADRÉ 1

Sans ordonnance, aucun soin ne peut être réalisé.

10. *Complément en ligne n° 37* : Formulaire type d'une ordonnance bizone.
11. *Complément en ligne n° 38* : Liste des 30 Affections Longue Durée (ALD 30) : (http://www.sante.gouv.fr/htm/dossiers/hcmss/liste_ald.htm)

Prescription infirmière

Les arrêtés des 13/4/2007, 16/7/2010 et 20/3/2012 permettent aux infirmières de prescrire certains dispositifs médicaux [12] dans le cadre d'une prescription médicale en cours.
La Convention nationale prévoit :

> « **5.2.5. Rédaction des ordonnances**
> « L'infirmière formule ses prescriptions sur une ordonnance portant, de façon lisible, son nom, son adresse, son numéro d'identification et sa signature ainsi que le nom et le prénom du bénéficiaire. Enfin, la date de la prescription doit figurer sur l'ordonnance.
> « Les ordonnances sont formulées quantitativement et qualitativement avec toute la précision nécessaire ; elles doivent être conformes à la réglementation en vigueur. Ainsi, les infirmières ne peuvent rédiger d'ordonnance que pendant la durée d'une prescription médicale d'actes infirmiers, sauf indication contraire du médecin et sous réserve, pour certains dispositifs médicaux, d'une information du médecin traitant désigné par le patient.
> « En application de l'article L. 162-8 du Code de la Sécurité sociale, lorsqu'elle prescrit un dispositif médical non remboursable, l'infirmière en informe son patient et porte la mention "NR" sur l'ordonnance, en face du dispositif médical concerné.
> « Les parties signataires à la présente convention s'engagent à porter à la connaissance des partenaires locaux toute information utile sur les modalités d'application du droit de prescription des infirmières. »

La prescription de l'infirmière ne peut intervenir que dans le cadre d'une prescription médicale en cours, permettant ainsi le paiement des actes infirmiers.
Dans le cadre de la prescription, deux cas se présentent.
– Elle ne nécessite pas l'information du médecin traitant désigné par le patient : articles pour pansement ; cerceaux de lit ; dispositifs médicaux pour l'incontinence et l'appareil uro-génital ; dispositifs pour perfusion à domicile.

ENCADRÉ 2

Le droit de prescrire ne concerne que les dispositifs médicaux, ce qui exclut :
- le petit matériel nécessaire aux soins tels l'alcool, le coton, les seringues et aiguilles ;
- les médicaments ou les produits médicamenteux.

12. *Complément en ligne n° 40* : Arrêté du 16 juillet 2010 relatif à la modification de la procédure d'inscription et des conditions de prise en charge des articles pour pansements et arrêté du 30 mars 2012.

– Elle nécessite l'information du médecin traitant du patient :
  - prescription « directe » (matelas ; coussin d'aide à la prévention d'escarres ; pansements hydrocolloïdes, hydrocellulaire, d'alginate ; sonde naso-gastrique ou naso-entérale) ;
  - renouvellement à l'identique, la première prescription ayant été faite par le médecin lui-même (bas de contention ; accessoires pour lecteur de glycémie, auto-piqueurs).

Les mentions qui doivent figurer sur l'ordonnance sont les suivantes.

– Identification du prescripteur infirmier : nom, adresse, numéro d'identification.
– Identification du patient : nom et prénom.
– Formulation qualitative et quantitative du ou des dispositifs prescrits (préciser le libellé conforme à la LPPR, le code ACL, la quantité ou la durée du traitement).
– Préciser aussi « NR » si le produit est non remboursable (seul à ce jour sont non remboursés les coussins en fibres siliconés et les nécessaires pour irrigation colique).
– Date et signature du prescripteur.

Accord préalable

Certains soins nécessitent un accord préalable (AP). Un AP majuscule à côté de la cotation vous permet d'identifier ces soins dans la nomenclature. Il vous faut remplir un formulaire spécifique CERFA n° 12040*01 intitulé « Demande d'accord préalable assurance maladie, Nomenclature générale des actes professionnels [13] ».

Le document comporte deux feuillets auto-dupliquants composés de deux parties.

– La première partie concerne l'assuré : le nom, le prénom, celui de l'éventuel bénéficiaire, l'adresse, le numéro d'immatriculation, l'adresse du centre de paiement.
– La seconde partie est complétée par l'infirmière dispensant l'acte. Elle le remplit et indique la lettre clé, le coefficient et le nombre d'actes prévus ; elle s'identifie, date et signe sa partie. S'il y a urgence dans l'exécution de l'acte, l'infirmière dispense l'acte mais remplit l'entente préalable en portant la mention « acte d'urgence ».

Théoriquement, l'assuré remplit sa partie et envoie immédiatement le document accompagné de l'ordonnance sous enveloppe libellée au médecin conseil de sa Caisse d'assurance maladie, et ce préalablement à l'exécution des soins.

Il arrive fréquemment que l'infirmière soit amenée à remplir la partie « assuré » et envoie elle-même les documents à la Caisse d'assurance maladie du patient, celui-ci ne pouvant le faire en raison de son état physique ou mental et ne bénéficiant pas de l'aide de sa famille.

Sous 15 jours à compter de la date de réception de l'entente préalable, l'absence de réponse [14] vaut accord de la prise en charge des soins.

13. *Complément en ligne n° 41* : Formulaire type d'un accord préalable.
14. *Complément en ligne n° 42* : Circulaire CIR 17-2002 : « Procédure d'entente préalable ».

Démarche de soins infirmiers

La démarche de soins infirmiers (DSI) a été codifiée par l'arrêté du 28 juin 2002, paru au *JO* le 2 juillet 2002, modifiant ainsi notre nomenclature. L'arrêté du 4 octobre 2002 fixe les modèles des formulaires relatifs à la démarche de soins infirmiers [15].

Champ de la DSI

La DSI concerne :
- la réalisation de séances de soins infirmiers : AIS 3 ;
- la mise en œuvre d'un programme d'aide personnalisée : AIS 3,1 ;
- les séances de surveillance clinique et de prévention hebdomadaire : AIS 4.

Dès sa parution au *Journal Officiel*, ce formulaire a remplacé l'accord préalable classique. La convention nationale prévoit sa révision pour une « simplification administrative ». Les indications suivantes sont donc susceptibles d'adaptation en fonction des modifications conventionnelles à venir.

Réaliser une Démarche de soins infirmiers (DSI) consiste à élaborer un projet de soins avec la personne prise en charge. Elle prévoit la planification des soins et la prise en charge holistique du patient, suivant l'analyse de sa situation et de son contexte de vie. Les soins effectués sont, de ce fait, des soins personnalisés et efficaces. La DSI est le premier outil dont nous disposons pour signifier notre champ de compétences tel que défini dans le rôle propre et vers notre autonomie dans le domaine du soin.

Or, il apparaît que le rôle propre n'est pas limité seulement aux actes listés dans l'article R. 4311-5 [16] du Code de la santé publique. Relèvent également du rôle propre de l'infirmière toutes les missions non soumises à prescription médicale listées dans l'article R. 4311-15 du CSP qui aborde la plupart de nos actions de santé publique et de nos compétences en matière d'éducation (formation, éducation, prévention et dépistage, notamment dans le domaine des soins de santé primaires et communautaires, dépistage,

ENCADRÉ 3

La définition de l'AIS 3 est « l'ensemble des actions de soins liées aux fonctions d'entretien et de continuité de la vie, visant à protéger, maintenir, restaurer ou compenser les capacités d'autonomie de la personne » (cf. NGAP Chapitre 1, Article 11, et arrêté du 28 juin 2002 paru au *JO* du 2 juillet 2002), ce qui correspond presque mot à mot à la définition du rôle propre « soins liés aux fonctions d'entretien et de continuité de la vie et visant à compenser partiellement ou totalement un manque ou une diminution d'autonomie d'une personne ».

---

15. *Complément en ligne n° 43* : *JO* du 2 juillet 2002, arrêté du 28 juin 2002 modifiant la NGAP.
16. *Annexe 8* et *Complément en ligne n° 44* : CSP, articles R. 4311-5 et R. 4311-5-1 : « Actes professionnels du rôle propre ».

prévention et éducation en matière d'hygiène, de santé individuelle et collective et de sécurité, éducation à la sexualité, participation à des actions de santé publique).
Tous ces actes sont exécutables dans le cadre de notre rôle propre.

Mise en œuvre

La DSI est nomenclaturée dans l'article 11 : « Soins infirmiers à domicile pour un patient, quel que soit son âge, en situation de dépendance temporaire ou permanente ».
Elle concerne uniquement les AIS. Elle est réalisée pour une durée maximale de 3 mois, à raison de 5 DSI par an, prises en charge par l'assurance maladie. Au-delà, seuls les soins infirmiers sont remboursés.
La DSI est établie par l'infirmière après analyse du cas du patient : elle permet de déterminer le nombre de séances de soins infirmiers nécessaires ainsi que la fréquence des passages ou encore la mise en œuvre d'un plan d'aide personnalisée ou de surveillance clinique.
LA DSI se réalise en trois temps *(figure 4)*.

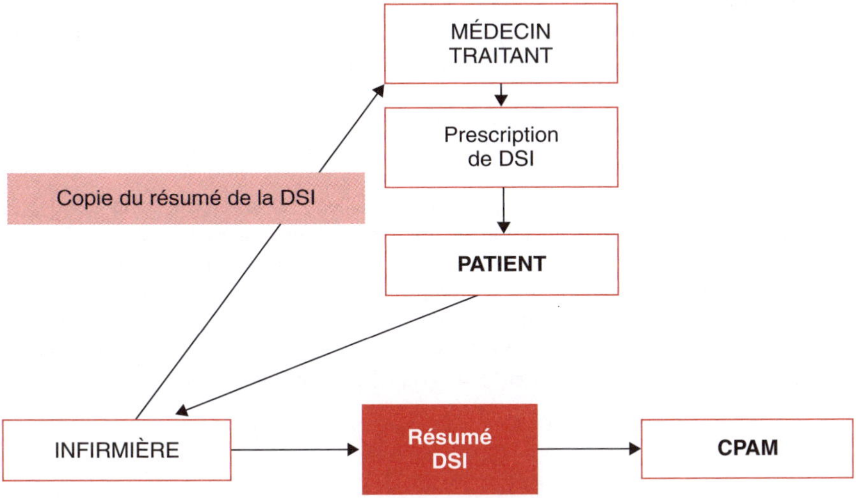

Figure 4 : Circuit de la DSI.

1. **Le médecin traitant fait une « prescription de démarche de soins infirmiers »** [17], le patient contacte une infirmière libérale et lui remet la prescription. L'infirmière prend la prescription de DSI, la date, la signe, réalise un bilan qu'elle facture DI 1.5 (15 €) pour la première démarche ou démarche initiale ; pour les démarches suivantes, elle appliquera la

17. *Complément en ligne n° 45* : Formulaire « Prescription d'une démarche de soins infirmiers ».

cotation DI 1 (10 €). Ce document comprend deux volets, l'un à destination de l'infirmière, l'autre pour facturation à la caisse.

2. **L'infirmière fait un « résumé de l'observation de la situation du patient »** (sur un formulaire format A3 [18]), qui prend en compte l'évaluation de la douleur, le risque d'escarre, et annonce les diagnostics infirmiers, les objectifs de soins ainsi que les interventions prévues.

Au terme de ce bilan, l'infirmière choisit de réaliser:

- soit des séances de soins infirmiers, incluant les soins d'hygiène;
- soit une mise en place d'un programme d'aide personnalisée en orientant la personne vers un service d'aide;
- soit des séances de surveillance clinique et de prévention qui servent à assurer le suivi de la personne; ces séances peuvent faire suite à des soins infirmiers ou à un programme d'aide.

3. **L'infirmière envoie le formulaire « DSI résumé »** [19] **au médecin conseil** de la Caisse primaire d'assurance maladie du patient. Ce résumé reprend les conclusions de son bilan, il tient lieu d'entente préalable.

Lors de la démarche initiale, l'infirmière envoie au médecin une copie du résumé pour l'informer de ses conclusions. Théoriquement, les démarches suivantes doivent être contresignées par le médecin traitant, ce qui explique les nombreuses difficultés rencontrées par les infirmières.

La contre-signature des démarches 2 et suivantes ne sera bientôt plus obligatoire.

Cependant, pour un bon suivi du patient, il est conseillé d'envoyer une copie du résumé au médecin traitant.

L'UNCAM et les syndicats infirmiers libéraux travaillent sur la refonte de la DSI depuis plus de deux ans. Une simplification du système est envisagée. Les négociations se poursuivent autour de la DSI qui deviendrait le BSI « Bilan de soins infirmiers ». L'évolution tendrait vers une suppression du temps lié à l'AIS pour une prise en compte de la charge de travail. Divers critères d'évaluation sont à l'étude pour les scores de rémunération. Deux validations sont encore nécessaires à ce projet et pas des moindres: la CPN (Commission paritaire nationale) et l'HAS (Haute Autorité de santé) »

---

18. *Complément en ligne n° 46*: Formulaire « Bilan de soins infirmiers ».

19. *Complément en ligne n° 47*: Formulaire « DSI résumé ». *Compléments en ligne n° 48* et n° 49: Documents en provenance de l'UNCAM expliquant la DSI.

Informatisation, facturation et télétransmission

Informatisation

S'informatiser relève du bon sens. L'outil informatique facilite la gestion du cabinet et diminue non seulement le temps passé à traiter les documents administratifs mais aussi les risques d'erreur.
L'ordinateur et un logiciel approprié réalisent pour vous la tenue du fichier « patients », la facturation, la comptabilité mensuelle et annuelle, entre autres.
La Convention nationale des infirmières prévoit :

> « 5.3.1 Télétransmission des feuilles de soins électroniques par les infirmières et infirmiers libéraux
> « Toute infirmière ou infirmier adhérant à la présente convention s'engage à proposer le service de la télétransmission des feuilles de soins aux assurés sociaux.
> « Il met en œuvre les moyens nécessaires à la réalisation et à l'émission des feuilles de soins électroniques conformément à la réglementation et à la dernière version du cahier des charges ou l'addendum du cahier des charges, publié par le GIE SESAM-Vitale.
> « Les parties signataires à la convention favorisent la procédure d'échange électronique des feuilles de soins sécurisées, notamment en menant des actions partenariales en direction des infirmières et infirmiers qui ne facturent pas sous format électronique SESAM-Vitale.
> « Dans le cadre de la télétransmission des documents nécessaires au remboursement, les partenaires conventionnels considèrent comme une priorité la mise à disposition au niveau des cabinets multi-praticiens d'une procédure de simplification de gestion des échanges électroniques. Cette mesure est de nature à favoriser le regroupement des professionnels et, indirectement, peut impacter la régulation démographique.
> « Ces actions se traduisent notamment par l'identification des correspondants dans chaque organisme local de l'assurance maladie, de manière à apporter toutes les informations, l'assistance et le conseil qui leur sont nécessaires, sur le dispositif SESAM-Vitale et sa mise en œuvre.
> « Compte tenu des aides décrites ci-après, les parties signataires conviennent de faire progresser de manière significative le taux de télétransmission des feuilles de soins électroniques d'ici le terme de la convention. Ils s'engagent sur une progression annuelle du taux de télétransmission, avec pour objectif d'atteindre à terme un taux de télétransmission de l'ordre de 85 %. »

Quelques précisions sont ajoutées :
– liberté de l'équipement informatique ou d'un logiciel agréé ou d'un lecteur de cartes homologué conforme aux référentiels en vigueur ;

– nécessité de moyens de télécommunication suffisants avec liberté de choix du fournisseur d'accès Internet ou de tout autre service informatique (par exemple, Organismes concentrateurs techniques : OCT) homologué ;
– dotation d'une carte professionnelle de santé : CPS personnelle.

Scannerisation des ordonnances : SCOR

L'Assurance Maladie a mis en place, au travers de son avenant n° 4 [20] à la Convention nationale, une solution de télétransmission et de récupération du flux d'ordonnances émises par les professionnels de santé, en l'occurrence les infirmières.
Ce système concerne la numérisation des ordonnances justifiant les soins et permettant le remboursement des prestations délivrées aux patients.
Il s'agit de la « dématérialisation des documents » qui s'applique à toutes les ordonnances, aux prescriptions de DSI, aux feuilles de soins dégradées et aux bordereaux d'accompagnement, évitant d'envoyer les justificatifs papiers aux différentes caisses. La traçabilité des soins est améliorée par la conservation des écrits dans le logiciel.
Une organisation administrative rigoureuse est nécessaire afin de ne pas se laisser déborder par l'enregistrement des ordonnances.
Cette fonction SCOR est intégrée aux logiciels que nous utilisons pour la gestion et la facturation des soins. Comme nous l'avons vu précédemment dans le chapitre de l'équipement, il faut prévoir un scanner pour numériser les documents.
Faisons un descriptif sommaire de l'équipement informatique, des logiciels infirmiers et des lecteurs de cartes SESAM-Vitale.

Équipement informatique [21]

Il s'agit d'un équipement traditionnel comprenant une unité centrale, un modem, un écran, un clavier, une souris et une imprimante.
Les PC *(Personnal Computer)* sont en concurrence avec les iMac peu compatibles avec les logiciels infirmiers.
L'ordinateur est fixe ou portable selon votre organisation.
Les grandes surfaces offrent fréquemment des ordinateurs à prix cassés ; sachez que des revendeurs locaux les équipent selon vos besoins pour des prix intéressants et assurent leur maintenance dans de bonnes conditions, à négocier lors de l'achat.

Logiciels infirmiers

Il en existe plus d'une dizaine sur le marché. Certains éditeurs de logiciels vous proposent un test gratuit de 1 mois, d'autres font un prix comprenant le logiciel et le lecteur de cartes ou encore la maintenance gratuite pendant 3 ou 6 mois, voire plus.
Les plus utilisés par les infirmières sont indiqués dans le *tableau 2*.

---

20. Avenant 4 à la CNI JORF 19/3/2014 :Dématérialisation des pièces justificatives.
21. (http://www.choixpc.com/index.html).

Tableau 2 – Principaux logiciels infirmiers

Nom du logiciel	Éditeur et site Internet	Coordonnées
AGATHE	CBA www.cbainfo.fr	Site Agroparc BP 1209 84911 Avignon Cedex 9 Numéro vert : 08 00 77 18 77 Standard : 04 90 84 20 00
EQUINOX	Microconcept www.microconcept.fr	3, rue Gatefosse 69800 Saint-Priest Tél. : 04 78 21 08 67 Service technique : 04 72 23 03 46
VEGA	Epsilog www.epsilog.com	ZA des Cousteliers Castries 34740 Vendargues Cedex Tél. : 04 67 91 25 25 Service technique : 04 67 91 25 20
TOPAZE	IDEA www.topaze.com	2203 chemin Saint-Claude Im. Le Chorus, bât. A 06600 Antibes Tél. : 04 92 91 49 14
ALBUS	SNAL www.albus.tm.fr	6, route d'Ungersheim 68190 Ensisheim Tél. : 03 89 57 57 17

Lecteurs de cartes SESAM-Vitale

Les lecteurs SESAM-Vitale sont des appareils proches de ceux utilisés pour lire les cartes bancaires. Ils peuvent lire simultanément la carte du professionnel de santé et la carte Vitale du patient. Ils sont indispensables à la réalisation et à la télétransmission des feuilles de soins électroniques (FSE).

Certains lecteurs sont autonomes et télétransmettent les FSE sans ordinateur associé. D'autres lecteurs doivent être connectés à un ordinateur pour réaliser la télétransmission.

– Lecteurs SESAM-Vitale postes fixes

  Les Lecteurs SESAM-Vitale postes fixes lisent les cartes Vitale et CPS. Ils permettent de réaliser des feuilles de soins électroniques avec un équipement informatique classique (ordinateur, lecteur, logiciel de santé agréé par le CNDA).

  Ces lecteurs sont destinés à une utilisation en cabinet.

– Lecteurs SESAM-Vitale portables

Les lecteurs SESAM-Vitale portables lisent les cartes Vitale et CPS.

Ces lecteurs sont destinés à une utilisation en visite (pour des actes en série ou des actes isolés) et en cabinet :

- au cabinet, connectés à l'ordinateur du professionnel de santé, ces lecteurs permettent de réaliser des feuilles de soins électroniques avec un équipement informatique classique (ordinateur, lecteur, logiciel de santé agréé compatible lecteur portable) ;
- en visite, ils permettent de créer des feuilles de soins électroniques ou de signer des feuilles de soins électroniques préalablement créées à l'avance au cabinet sur l'ordinateur du professionnel de santé (puis transférées sur les lecteurs). De retour au cabinet, ces feuilles de soins électroniques seront déchargées des lecteurs vers l'ordinateur du professionnel de santé pour être ensuite transmises vers l'Assurance maladie.

La version 3.x offre une sécurisation accrue de la télétransmission et une accélération de la lecture des cartes. Elle permet la lecture de la date de fin de droits en ALD. Elle permettra la lecture des cartes Vitale 2 avec numéros de série étendus (passage de 8 à 12 caractères du numéro de série).

Il existe des lecteurs portables TLA (terminal lecteur applicatif) pour les visites.

Quel que soit votre choix, votre lecteur de carte Vitale devra être « homologué SESAM-Vitale ».

Facturation

La facturation peut être faite manuellement, par vous-même, équipée d'une bonne machine à calculer et d'un cahier pour retranscrire les chiffres. Actuellement, ce système est totalement désuet.

Vous pouvez faire appel à des services de secrétariat centralisé pour les professionnels paramédicaux qui télétransmettent à votre place. Ils vous proposent ainsi de gagner du temps. Vous utilisez le lecteur de cartes SESAM-Vitale et remplissez des fiches concernant vos passages datés chez les patients, ensuite, vous leur communiquez ces fiches accompagnées des ordonnances ; ils « font » les cotations, vérifient les retours NOEMIE et envoient les relances en cas de paiements erronés.

Une fois par mois, ils vous font parvenir un relevé des paiements que vous avez encaissés, ce qui vous permet d'avoir des écritures comptables claires et précises en recettes. Leurs honoraires sont de l'ordre de 3 à 4 % du montant qu'ils ont télétransmis pour vous.

Vous choisirez peut-être de facturer seule, aidée du logiciel infirmier pour lequel vous aurez opté.

Dès le moment où vous tenez un fichier informatique professionnel, vous devez en faire la déclaration à la Commission nationale informatique et liberté (CNIL) [22].

---

22. (www.cnil.fr).

« La CNIL doit connaître l'existence de tous les fichiers. Les utilisateurs de fichiers contenant des informations sur des personnes doivent en faire la déclaration à la CNIL. Ces renseignements sont rassemblés dans un grand fichier appelé le "fichier des fichiers". Tout le monde peut écrire à la CNIL pour savoir si un fichier a bien été déclaré. »

La déclaration peut se faire en ligne[23] sur le Net en remplissant un imprimé avec vos coordonnées ainsi que votre numéro de SIREN.

Paiement des soins

La convention nationale, stipule :

« **5.2.6. Facturation des honoraires**
« Lors de chaque acte, l'infirmière porte sur la feuille de soins ou le document de facturation toutes les indications prévues par la réglementation en vigueur.
« Lorsqu'elle réalise des actes ou prestations remboursables par l'assurance maladie, l'infirmière est tenue de mentionner ces actes sur une feuille de soins ou tout autre support en tenant lieu.
« Lorsque l'infirmière réalise des actes ou prestations non remboursables par l'assurance maladie, elle n'établit pas de feuilles de soins ni d'autre support en tenant lieu, conformément aux articles L. 162-4 et L. 162-8 du Code de la Sécurité sociale.
« La prestation des soins, y compris lorsqu'il s'agit d'actes en série, doit être mentionnée au jour le jour, en utilisant la cotation prévue à la Nomenclature générale des actes professionnels.
« Pour les assurés bénéficiaires d'actes dispensés à titre gratuit, l'infirmière porte sur la feuille de soins la mention "acte à titre gratuit".
« Elle est tenue d'inscrire, sur la feuille de soins ou le document de facturation, l'intégralité du montant des honoraires (y compris le DE) qu'elle a perçus au titre des actes remboursables et en donne l'acquit par sa signature.
« Elle ne donne l'acquit que pour les actes qu'elle a accomplis personnellement et pour lesquels elle a perçu l'intégralité des honoraires dus, réserve faite des dispositions des articles 5.2.6. et 5.2.7. au point b/.
« En cas d'actes en série, sous réserve de respecter les dispositions prévues au présent point, l'infirmière peut éventuellement donner l'acquit des honoraires lorsque la série des séances est achevée.
« Sous réserve d'une modification éventuelle de la réglementation en vigueur, l'infirmière remplit et signe les imprimés nécessaires aux demandes d'entente préalable dans les conditions prévues à la Nomenclature générale des actes professionnels.
« En aucun cas, la feuille de soins acquittée ne doit être conservée par l'infirmière, sous réserve des dispositions réglementaires ou contractuelles particulières applicables à certaines catégories d'assurés.

23. (https://www.correspondants.cnil.fr/CilExtranetWebApp/declaration/declarant.action;jsessionid=E9C42BF4358E99D5DA66E4326AC85509).

« **5.2.7. Modalités de paiement des honoraires**
« a/ Le règlement direct
« Le patient règle directement à l'infirmière ses honoraires. Seuls donnent lieu à un remboursement par l'assurance maladie les actes pour lesquels l'infirmière atteste qu'ils ont été dispensés et rémunérés, conformément à la réglementation en vigueur.
« Pour les assurés bénéficiaires d'actes dispensés à titre gratuit, l'infirmier peut porter sur la feuille de soins la mention "acte gratuit".
« b/ Modalité particulière : dispense d'avance des frais
« En dehors des cas de dispenses d'avance des frais légales (Aide médicale d'État, CMU, AT...), l'infirmière libérale peut accepter, dans des cas exceptionnels justifiés par des situations sociales particulières, le paiement différé de ses honoraires.
« Dans ce cas, l'infirmière coche sur la feuille de soins la (les) case(s) suivante(s) : "l'assuré(e) n'a pas payé la part obligatoire" et/ou "l'assuré(e) n'a pas payé la part complémentaire".
« La procédure de paiement différé des honoraires s'applique pour les dépenses relevant des risques maladie et maternité, au sens du Code de la Sécurité sociale.
« La procédure de dispense d'avance des frais est laissée à l'appréciation de l'infirmière.
« En l'absence d'ouverture des droits aux prestations, la caisse en avise l'infirmière et l'assuré. Elle restitue le dossier de l'assuré concerné à l'infirmière.
« En cas d'erreur de transmission du dossier, la caisse précise, s'il y a lieu, l'organisme dont relève l'assuré afin que l'infirmière le lui transmette.
« En l'absence d'exonération du ticket modérateur constatée lors de la liquidation, la caisse règle la part due par l'assurance maladie à l'infirmière.
« Le recouvrement de la participation de l'assuré est laissé à la diligence de l'infirmière.
« L'infirmière ne peut, lorsqu'elle utilise cette procédure, appliquer les dispositions de la convention concernant les dépassements (DE).
« Le règlement des dossiers s'effectuera directement par la caisse à l'infirmière, pour la part obligatoire, dans un délai qui ne saurait excéder 15 jours en cas de feuille de soins papier et 5 jours en cas de feuille de soins électronique. »

La carte Vitale du patient ou son attestation sur papier indique s'il a une exonération de paiement en cours de validité.

Remplissage de la feuille de soins

La feuille de soins est le support de facturation des soins [24] ; elle permet au patient de se faire rembourser ou, quand elle n'est pas électronique, à l'infirmière d'être réglée directement par l'assurance maladie.
Le remplissage des feuilles de soins répond à des normes précises que nous allons détailler.
La « feuille de soins auxiliaire médical(e) » compte cinq cadres.

---

24. *Complément en ligne n° 50* : Modèle de feuille de soins auxiliaire médicale.

« Bénéficiaire des soins »

Les cadres nom et prénom du patient sont obligatoirement remplis par l'infirmière. Elle ne remplira les autres renseignements qu'en cas de dispense d'avance des frais.

Les modes de paiement sont indiqués dans le *tableau 3*.

Tableau 3 – Modes de paiement des soins

Le paiement direct	Le patient règle directement ses soins à l'infirmière, il n'a pas d'exonération du ticket modérateur	
Le paiement différé	Il s'applique aux prises en charge à 100 % par l'Assurance maladie Les situations décrites ci-dessous répondent à ce cas	
	Soins relatifs à la liste ALD[25]	
	Assurés exonérés car ils sont :	Titulaires d'une pension d'invalidité
		Titulaires d'une pension militaire
		Au cours des 4 derniers mois de grossesse
		Souffrant de polypathologie
	Fonds national de solidarité (FNS) et régime Alsace-Moselle	
	Soins particuliers exonérés pour :	Traitement de la stérilité
		Soins aux prématurés
		Dépistage du virus HIV
	Accident du travail, maladie professionnelle : il est essentiel d'avoir le numéro ou la date de l'accident, de la maladie	
L'aide médicale d'État (AME)[26]	L'AME concerne les personnes sans titre de séjour ou résidant en France depuis moins de 3 ans. Elle est accordée après examen de la déclaration des ressources pour un an	
La couverture maladie universelle (CMU)	Les personnes bénéficiant de la CMU ne font pas l'avance des frais, qui sont pris intégralement en charge. Vérifiez les attestations que vous présentent les patients, une date limite de cette attribution y étant toujours inscrite, au-delà de laquelle la prise en charge n'est plus valable	

25. *Cf. Complément en ligne n° 38 :* Liste de 30 Affections Longue Durée (ADL 30) : (http://www.sante.gouv.fr/htm/dossiers/hcmss/liste_ald.htm).
26. Articles n° 187-1 à 190 du Code de la famille et de l'aide sociale.

« Auxiliaire médicale »

Les feuilles de soins sont pré-identifiées au nom de l'infirmière. Lors d'un remplacement, le nom de la remplaçante se substitue à celui de l'infirmière titulaire mais le numéro d'identification initial est conservé.

Au cas où l'infirmière interviendrait à titre libéral dans un établissement, le cachet de ce dernier doit apparaître sur les feuilles.

Il est obligatoire d'indiquer le nom du médecin prescripteur, son numéro d'identification et la date de la prescription. Il faut rappeler la date de l'entente préalable s'il y a lieu.

« Conditions de prise en charge des soins »

L'infirmière doit cocher les cases correspondant au cas dont relève le patient :

- maladie, maternité, accident du travail, maladie professionnelle, accompagné des dates ;
- exonération du ticket modérateur ou non.

« Actes effectués »

- Les **dates des actes** correspondent aux dates de dispense des soins.
- Les **codes des actes** ne sont actuellement pas mis en place, ce champ n'est pas à remplir.
- La **tarification** correspond à la lettre clé de l'acte (AMI ou AIS) suivie de son coefficient : il ne faut pas y indiquer le « domicile » mais inscrire, à la suite de la tarification, « F » pour férié ou « D » pour dimanche, si c'est le cas.
- Le **montant des honoraires** correspond à la somme de tous les actes portés sur la colonne précédente (ne pas mentionner le signe euro).
- Le **dépassement d'honoraires** est inscrit alphabétiquement (« DE » pour dépassement pour exigence particulière du patient [27]) : le montant du dépassement est fixé « avec tact et mesure ».
- Les **frais de déplacement** se subdivisent en indemnité forfaitaire de déplacement (IF) et indemnités kilométriques (IK), nombre et montant. La règle d'application des indemnités horokilométriques s'applique lorsque la résidence du patient se trouve hors de la commune où exerce une infirmière et lorsque la distance les séparant est supérieure à 2 km en plaine et 1 km en montagne [28].

---

27. Convention nationale : *5.5.2. Dépassements.*
« L'infirmière peut appliquer un dépassement d'honoraire dans les deux situations suivantes :
– circonstances exceptionnelles de temps ou de lieu dues à une exigence particulière du malade (DE) ;
– lorsque le déplacement n'est pas prescrit (DD).
Elle indique le motif du dépassement sur la feuille de soins (DE ou DD) et en avertit l'assuré dès le début des soins.
Dans les cas prévus ci-dessus, l'infirmière fixe ses honoraires avec tact et mesure et indique le montant total perçu sur la feuille de soins. »

28. *Annexe 9 et Complément en ligne n° 51* : NGAP – Dispositions générales, article 13-C.

- Mettre une croix dans la case « DD » pour signifier l'absence de prescription des soins « à domicile », cependant facturés par l'infirmière mais non pris en charge par l'assurance maladie.

« Règlement »

Le montant total correspond à l'addition des sommes portées dans les différentes colonnes et s'exprime en euros.
Il faut cocher les cases « l'assuré n'a pas payé la part obligatoire » ou « l'assuré n'a pas payé la part complémentaire » selon le cas.
L'infirmière **qui a effectué les soins** signe la feuille puis l'assuré la contresigne. S'il en est médicalement empêché, il faut cocher la case prévue à cet effet.
À moins que vous ne possédiez le lecteur de cartes SESAM-Vitale spécifique, vous remplirez vos feuilles dans les cas suivants :
- actes isolés : prise de sang, injection unique ;
- traitement se terminant pour cause d'hospitalisation ou d'arrêt imprévu de traitement.

Avec la mise en place de la télétransmission, des quittances sont délivrées aux patients.

Télétransmission

La télétransmission consiste à envoyer par voie électronique des « feuilles de soins électroniques » (FSE) de votre ordinateur vers celui de l'assurance maladie. Cette transmission peut se faire sous deux modes : dégradé ou flux sécurisé, ce vers quoi tend l'avenir. Le flux circule par l'intermédiaire d'un réseau sécurisé. La réception du flux est signalée par l'accusé de réception logique (ARL), le traitement des dossiers correspond au retour NOEMIE.
Nous l'avons vu au chapitre précédent, la convention nationale réglemente les conditions de la télétransmission :
- le conventionnement oblige à proposer la télétransmission aux assurés sociaux ;
- dans les CPAM, des correspondants identifiés apportent aide et informations aux professionnels de santé demandeurs ;
- l'obligation de transmission systématique des documents de facturation sous peine de suppression de la participation de l'assurance maladie aux avantages sociaux (avenant 4).

La **carte de professionnel de santé (CPS)** est une carte à puce, de la taille d'une carte bancaire, qui atteste de votre identité et de votre qualité de professionnel de santé. Elle permet de signer électroniquement par validation des actes effectués. La carte CPS est insérée dans le lecteur de carte bi-fente. Grâce à son système de reconnaissance, elle donne accès aux informations contenues dans la carte Vitale. Elle est protégée par un code confidentiel.
- Article R. 161-58 du Code de la Sécurité sociale :

> « Pour les applications télématiques et informatiques du secteur de la santé, la signature électronique produite par la carte de professionnel de santé est reconnue par les administrations de l'État et les organismes de Sécurité sociale comme garan-

ENCADRÉ 4

Faisons le point sur l'équipement permettant de pratiquer la télétransmission :
- un ordinateur fixe ou portable, un logiciel infirmier et un lecteur de cartes SESAM-Vitale agréés, une maintenance ;
- un numériseur ;
- une ligne téléphonique avec un abonnement à un fournisseur d'accès. Actuellement, Cégetel est l'interlocuteur officiel du Réseau de santé
- social (RSS), il se charge de transporter les données vers l'assurance maladie en toute sécurité. Si vous choisissez un autre fournisseur, il transitera obligatoirement par le RSS de Cégetel ;
- la CPS, la déclaration obligatoire de votre fichier « patients » à la CNIL.

> tissant l'identité et la qualité du titulaire de la carte ainsi que l'intégrité du document signé. Ainsi signés, les documents électroniques mentionnés à l'article L. 161-33 sont opposables à leur signataire. »

L'infirmière sécurise les FSE des patients puis constitue un fichier. Celui-ci se compose d'un ou de plusieurs lots. Chaque lot, destiné à une caisse différente, regroupe une ou plusieurs factures constituées elles-mêmes de plusieurs lignes.

Lors de la télétransmission faite en lien avec le lecteur de cartes, chaque lot est l'objet de l'émission d'un bordereau d'accompagnement indiquant :
- l'identification de l'infirmière ;
- le numéro du lot, sa date de constitution ;
- l'organisme d'assurance maladie destinataire ;
- chaque ligne correspond à une facture avec le numéro d'immatriculation de l'assuré, son nom et son prénom, sa date de naissance, le montant de la facture, les modalités de remboursement par l'assurance maladie, la somme à sa charge ;
- une ligne « total général » comprend le nombre total de factures transmises, le total des honoraires, le remboursement fait par l'assurance maladie.

Les bordereaux, accompagnés des ordonnances traitées, sont à déposer ou à envoyer au centre gestionnaire dont dépend géographiquement le cabinet de l'infirmière.

Le **retour NOEMIE** (Norme ouverte d'échange entre la maladie et les intervenants extérieurs) permet de véhiculer, en cas de tiers-payants, de l'organisme d'assurance maladie vers l'infirmière :
- le détail des sommes payées ;
- les rejets et signalements issus du traitement des données informatisées transmises.

La télétransmission garantit une fiabilité et un gain de temps dans le traitement des paiements et dans leur enregistrement comptable.

Dès le premier soin, la plupart des patients fournissent automatiquement leur carte Vitale. L'utilisation systématique des FSE, que ce soit pour des paiements directs ou différés, permet au patient d'être remboursé et à l'infirmière d'être payée dans la semaine suivant la télétransmission.

Conventionnement avec les mutuelles

Vous pouvez aussi choisir de pratiquer le tiers payant intégral pour les patients hors ALD, maternité et en accident de travail (AT).

Il vous faudra :

- contacter les différentes mutuelles ;
- signer personnellement avec chaque mutuelle une convention soit par voie électronique, soit sur format papier, et leur fournir votre RIB afin de percevoir la part complémentaire sur votre compte professionnel ;
- au début des soins, lorsque vous enregistrerez la carte vitale de votre patient, vous demanderez la carte mutuelle de l'ayant-droit afin de vérifier : le numéro d'AMC de la mutuelle (ou numéro préfectoral ou de télétransmission selon les mutuelles), le numéro de l'adhérent, la période des droits en cours et les dépenses de santé concernées (AUXM pour auxiliaires médicaux). L'idéal est d'avoir une photocopie de la carte pour la scanner dans la fiche patient.

Ainsi vous pourrez faire des DRE (Demandes de remboursement électronique) qui se créeront automatiquement lors de la facturation des soins. Le retour Noémie valide le paiement de la caisse complémentaire *(tableau 4)*.

Tableau 4 – Tableau des principales mutuelles

Noms	Sites	N° de téléphone	Remarques
Actil	www.actil.com	04 72 27 79 80	
Almerys	www.almerys.com	08 25 82 62 14	
Carte Blanche	www.carteblanchesante.com		Fonctionne avec le groupe Henner
Mutualité française	www.mutualite.fr		
SP.Santé	www.spsante.fr	08 20 20 96 56	
Viamedis	www.actil.com	08 25 07 60 76	
Isanté	www.actil.com		

4

GÉRER SON ACTIVITÉ

Début d'activité

Compte professionnel

L'ouverture d'un compte professionnel se fait dès la demande d'installation car la caisse primaire vous demande d'apporter un relevé d'identité bancaire (RIB).
Ce compte vous permet de régler vos premières dépenses professionnelles et d'avoir une comptabilité précise. Il offre un ensemble de prestations en rapport avec l'activité de l'infirmière libérale :
– souplesse de trésorerie avec un découvert autorisé à discuter ;
– carte bancaire avec un coût d'abonnement annuel négocié ;
– accès immédiat aux comptes par téléphone et Internet.
Une convention signée bilatéralement entre la banque retenue et l'infirmière apparaît fondamentale. Négocier les frais de gestion de tenue du compte est vivement conseillé. Faire jouer la concurrence peut être une solution. Cependant, privilégier une banque à proximité du cabinet ou du domicile revêt un aspect pratique. Les remises de chèques et d'espèces se font facilement et la rencontre régulière avec le banquier est facilitée.
Selon votre choix, les relevés de banque peuvent vous parvenir tous les 10, 15 ou 30 jours. Les relevés de compte sont également téléchargeables sur Internet si vous le demandez. Des avis d'écritures vous sont envoyés par certaines banques dès l'inscription d'une nouvelle écriture, facilitant la tenue de la comptabilité.

Recettes

Les recettes correspondent aux **honoraires** encaissés, inscrits sur le compte professionnel :
– paiements effectués par les caisses d'assurance maladie ;
– paiements par chèques ;
– paiements en espèces ;
– honoraires rétrocédés par une collaboratrice.
Elles peuvent aussi se constituer des « **gains divers** » :
– aide à la télétransmission ;
– indemnités pour pertes de gain versées par les organismes de formation ;
– forfait de participation à des réunions de formation organisées par les réseaux.
Les recettes constituent le « chiffre d'affaires ».

Dépenses

Les dépenses doivent être faites à partir du compte professionnel, facturées et en lien avec l'exercice de la profession :
– achat de matériel, pharmacie ;
– fournitures, abonnements à des revues professionnelles ;

– loyers et charges locatives ;
– véhicule, assurances en choisissant la formule de déduction des frais réels ou celle du barème kilométrique ;
– autres frais de déplacement : parking, autoroute, taxi ;
– frais de réception : frais de restaurant, frais d'inscription à un congrès, transport, hébergement et repas relatifs à ces dépenses ;
– location de matériel et de mobilier ;
– CSG (Contribution sociale généralisée) ;
– entretien et réparation ;
– petit outillage ;
– chauffage, eau, gaz, électricité ;
– primes d'assurances ;
– salaires et charges sociales si vous embauchez une femme de ménage ;
– taxe professionnelle, taxe foncière si le local est porté en amortissement.

Les dépenses représentent les frais de fonctionnement d'un cabinet infirmier.

La première année d'exercice, certains frais peuvent être supérieurs du fait de l'installation mais ils se régulariseront ensuite.

Après quelques mois de fonctionnement, vous établirez un budget prévisionnel que vous affinerez au fil du temps, reprenant les chiffres réels et ajoutant des postes de dépenses. En secteur libéral, la prévoyance est source de longévité !

Charges professionnelles

En début d'activité, les charges professionnelles sont forfaitaires, plus basses qu'en pleine activité ; elles sont réajustées dès la troisième année.

ENCADRÉ 1

Nous vous conseillons vivement, dès la première année d'exercice, d'épargner 40 % de vos gains afin d'éviter les mauvaises surprises lors de la régularisation des charges professionnelles.

URSSAF

Cet organisme est chargé du recouvrement des cotisations et des contributions pour financer les prestations du régime général de la Sécurité sociale.

Ce sont :
– les cotisations patronales et salariales ;
– la Contribution sociale généralisée (CSG) ;
– la Contribution au remboursement de la dette sociale (CRDS) sur les revenus d'activités ;
– les contributions sur les revenus de remplacement et du patrimoine ;
– les taxes diverses.

Les cotisants sont les entreprises, les travailleurs indépendants, les professionnels de santé, les particuliers, les employeurs et les assurés volontaires.
En début d'activité et durant deux ans, vos revenus n'étant pas connus, les cotisations sont fondées sur un revenu forfaitaire. La régularisation intervient la troisième année. En cours d'activité, les cotisations sont fondées sur l'avant-dernière année.
Tout trimestre commencé est dû. En cas de non-respect de paiement aux dates d'échéance, des majorations de retard s'appliquent.
Chaque année, l'URSSAF vous adresse une déclaration de revenus sur laquelle vous portez le bénéfice de l'exercice précédent *(tableau 5)*.
Depuis le 1er janvier 2014, le calendrier de recouvrement des cotisations est fixé sur l'année civile, donc du 1er janvier au 31 décembre. Le paiement se fait :
- soit, pour un paiement annuel, au 5 février ;
- soit, pour un paiement trimestriel, aux 5 février, 5 mai, 5 août et 5 novembre ;
- soit mensuellement, de janvier à décembre.

Tableau 5 – Tableau du taux de cotisation au 1er janvier 2015 [1]

Revenus	Taux
Inférieur à 41 844 €	2,15 %
Entre 41 844 € et 53 256 €	5,25 %
Au-delà de 53 256 €	5,25 %

Cotisation personnelle d'allocation familiale, CSG et CRDS

La périodicité des versements est trimestrielle. Trois semaines avant l'échéance, vous recevez un appel de cotisation correspondant au trimestre écoulé. Vous réglez par chèque, titre interbancaire de paiement (TIP), virement ou prélèvement automatique. Une fois votre compte régularisé, nous vous conseillons de vous mensualiser par prélèvement automatique.

Cotisations assurance maladie

Elles sont payables d'avance :
- soit annuellement avant le 5 février ;
- soit par trimestre au plus tard les 5 février, 5 mai, 5 août et 5 novembre.

Contribution à la formation professionnelle (CFP)

Son versement est annuel au 5 mai, pour l'année en cours ; la CFP permet de participer aux différentes formations conventionnelles, l'attestation en faisant foi.

1. Loi de finances rectificative de la Sécurité Sociale parue au JO du 9/8/2014.

CURPS : Cotisation à l'Union régionale des professionnels de santé

L'URPS est une instance mise en place par la Loi HPST (hôpital, patients, santé, territoire) le 21 juillet 2009. Chaque profession a ses représentants libéraux.

Citons quelques-unes de ses missions.

- Participation à la mise en œuvre du projet régional de santé et l'élaboration du SROS (Schéma régional d'organisation des soins.
- Organisation de l'exercice libéral professionnel : continuité des soins, nouveaux modes d'exercice.
- Actions en matière de soins : prévention, promotion de la santé, éducation thérapeutique du patient.
- Développement professionnel continu.

Les représentants sont des infirmiers de terrain, élus pour 5 ans présentés par les syndicats représentatifs de la profession.

Le financement de l'URPS est assuré par la cotisation des infirmières libérales prélevée annuellement par l'URSSAF. Son montant est égal à 0,1 % du revenu non salarié dans la limite de 190 € pour 2015.

CARPIMKO

La CARPIMKO[2] est l'une des onze caisses professionnelles de l'organisation autonome : Caisse nationale d'assurance vieillesse des professions libérales[3] (CNAVPL).

Doivent y être affiliées les infirmières et les remplaçantes.

La cotisation est forfaitaire les deux premières années[4] puis proportionnelle aux revenus.

À moins d'être mensualisé, les dates de paiement sont, pour la première fraction, avant le 31 mars et, pour la seconde, avant le 30 septembre.

Tout versement non effectué à ces dates entraîne l'application d'une majoration de retard de 5 %. Celle-ci est ensuite augmentée de 1,2 % par trimestre ou fraction de trimestre écoulé sur la somme restant due.

Les différents régimes auxquels nous cotisons sont les suivants *(tableau 6)*.

Tableau 6 – Les différents régimes de cotisation

Le régime de base	Institué par la loi du 17 janvier 1948 et régi par le livre VI, titre IV, du Code de la Sécurité sociale, il est entré en vigueur le 1er janvier 1949. Ce régime a été modifié par la loi du 21 août 2003, portant réforme des retraites, applicable à compter du 1er janvier 2004

2. Informations recueillies sur le site de la CARPIMKO (http://www.carpimko.fr/index.htm).
3. Instituée par l'article L. 621-3-3e du CSS.
4. *Cf. complément en ligne n° 5* : Cotisations CARPIMKO : montants et mode de calcul.

Le régime complémentaire	Mis en place le 1er janvier 1956, il a été étendu aux orthophonistes et aux orthoptistes le 1er janvier 1978. Son fonctionnement a été modifié en 1996 et en 2007
Le régime invalidité décès	Il a pris effet le 1er janvier 1968
Le régime des praticiens conventionnés (ASV)	Entré en vigueur de façon facultative le 1er janvier 1960, il est devenu obligatoire le 1er juillet 1975 Le régime a été réformé par le décret n° 2008-1044 du 10 octobre 2008

Ces régimes sont obligatoires et fonctionnent selon le principe de la répartition. Ils sont donc exclus du champ d'application des directives européennes concernant la concurrence en matière d'assurance.
En cas de difficulté de paiement, vous devez envoyer avant l'échéance des cotisations une demande de délai en y joignant un acompte sur les sommes dues. La CARPIMKO vous proposera une solution.

Contribution économique territoriale

Depuis 1975, date de sa création, la taxe professionnelle a été modifiée par 68 textes de loi ; depuis 10 ans, de nombreuses réformes ont tenté de modifier son fonctionnement qui bénéficiait jusqu'à présent aux collectivités locales. Supprimée depuis le 1er janvier 2010, elle est remplacée par un nouvel impôt : la Contribution économique territoriale (CET).
La CET [5] se décompose comme suit :
- CFE (Cotisation foncière des entreprises) qui reprend une grande partie des dispositions qui étaient applicables jusqu'à maintenant à la taxe professionnelle ;
- CVAE (Cotisation sur la valeur ajoutée des entreprises) qui remplace la cotisation minimale de taxe professionnelle.

CFE

Il s'agit là de l'ancienne taxe professionnelle. Elle touche, en principe, toutes les personnes physiques et les sociétés qui exercent une activité professionnelle non salariée au 1er janvier. Elle est calculée sur la valeur locative des biens immobiliers passibles de la taxe professionnelle. La valeur locative correspond au montant retenu par l'administration fiscale pour le calcul de la taxe foncière. Des exonérations permanentes ou temporaires peuvent être accordées.

5. *Annexe 10* et *Complément en ligne n° 52* : Contribution économique territoriale (CET), article 1447-O et suivants du CGI : « Textes de référence ».

Ainsi, son montant peut être réduit par application :
- d'un dégrèvement en cas de diminution d'activité d'une année sur l'autre ;
- du crédit d'impôt accordé sous certaines conditions aux entreprises employant des salariés et situées dans des zones de restructuration de la Défense.

Une cotisation minimale est fixée chaque année par la commune.

L'entreprise est redevable de la CFE dans chaque commune où elle dispose de locaux et de terrains. Les communes sont les seules bénéficiaires de cette taxe. Le taux applicable est décidé par chaque commune. Il varie considérablement d'une commune à une autre.

CVAE

La CVAE est la seconde composante de la contribution économique territoriale. Elle remplace la cotisation minimale de taxe professionnelle à compter de 2010. Elle touche les personnes physiques et les sociétés qui :
- exercent en France une activité professionnelle non salariée à titre habituel au 1er janvier de l'année d'imposition ;
- sont imposables à la CFE ;
- réalisent un chiffre d'affaires supérieur à 152 500 €.

Zone franche

Créées par le gouvernement d'Alain Juppé, les Zones franches urbaines (ZFU) existent depuis 1997[6].

L'infirmière s'installant en zone franche bénéficie pendant 5 ans **d'exonérations totales de CET** (se renseigner auprès de la commune), **d'impôts sur les bénéfices et de cotisations sociales personnelles.** Le dispositif concerne les travailleurs non salariés débutant leur activité en ZFU avant le 31 décembre 2011.

L'exonération d'impôt sur le revenu est soumise à la condition de l'exercice sur la ZFU. En conséquence, vous devez répartir sur votre déclaration de revenus BNC (2035) le bénéfice imposable, hors zone franche, et le bénéfice exonéré. Une fiche de calcul est jointe à votre déclaration.

Votre cabinet doit être situé en zone franche, annoncé par votre plaque professionnelle. Une activité d'au moins 25 % du chiffre d'affaires dans cette zone est obligatoire. La clientèle soignée doit également être domiciliée en zone franche[7].

Les remplaçantes d'une infirmière installée en zone franche bénéficient des mêmes exonérations dans les proportions identiques, à savoir 100 % dans les 5 premières années, puis de façon dégressive comme indiqué ci-dessous.

---

6. *Complément en ligne n° 53* : Loi n° 96-987 du 14 novembre 1996 relative à la mise en œuvre du pacte de relance pour la ville.
7. Lois de finances 2002 et rectificative 2002.

Ce dispositif concerne les entreprises créées à compter du 1er janvier 2001 et le 31 janvier 2014. Les limites des ZFU sont décrites dans l'annexe des décrets portant création ou délimitation des zonages. La liste des décrets et des communes concernées est consultable que le site sig.ville.gouv.fr

L'exonération porte sur l'impôt sur le revenu, pendant 5 ans.

Il est important de maîtriser tous les aspects des réglementations énoncées ci-dessus. Pour cela, il est préférable de rencontrer les services fiscaux et sociaux. En marge de ces exonérations, il y a tout un aspect humain non négligeable.

Prévoyance

Les systèmes en place actuellement sont les suivants.

- **L'URSSAF vous propose une assurance accident du travail, maladies professionnelles** moyennant une cotisation majorée. Elle permet une prise en charge à 100 % des frais dus à un accident du travail, à une maladie professionnelle ou à une incapacité permanente de travail.

En cas d'accident du travail, vous avez 48 heures pour le déclarer à la caisse primaire d'affiliation[8] et envoyer le certificat médical initial descriptif de la blessure.

Il faudra prouver les faits, si possible par des témoignages.

- **Lors d'une maternité**, depuis juin 2006[9], la période de versement de l'indemnité journalière forfaitaire attribuée en cas de maternité passe de 8 à 16 semaines *(tableau 7)* ; vous pourrez percevoir, après examen de vos droits et la déclaration de grossesse :
- une allocation forfaitaire de repos maternel, destinée à compenser partiellement la diminution de votre activité professionnelle. Elle est versée sans condition de cessation d'activité. Elle est égale au montant du plafond mensuel de la Sécurité sociale en vigueur, soit 3129,00 € au 1er janvier 2014. Cette allocation est versée en deux temps, la première moitié à la fin du 7e mois de grossesse et l'autre moitié après l'accouchement. Pour la percevoir, il vous faudra adresser un certificat d'accouchement à votre Caisse d'assurance maladie ;
- une indemnité journalière forfaitaire, et ce sous réserve de cesser toute activité professionnelle pendant au moins 8 semaines dont 2 semaines avant la date présumée de l'accouchement. Une attestation sur l'honneur et un certificat médical seront nécessaires.

Pour les 2 premiers enfants, le versement de l'indemnité intervient pendant les 6 semaines précédant la date présumée de l'accouchement et les 10 semaines suivant celui-ci.

À partir du 3e enfant, cette période d'indemnisation est portée à 8 semaines avant la date présumée de l'accouchement et 18 semaines après ce dernier.

---

8. Formulaire S 6 200.
9. *Complément en ligne nº 54* : Décret nº 2006-644 du 1er juin 2006.

En cas d'état pathologique résultant de la grossesse, l'indemnité journalière forfaitaire peut être attribuée, au cours de la période prénatale, pendant une durée supplémentaire de 2 semaines.
Le décret d'aout [10] 2014 permet aux professionnelles libérales de santé conventionnées de bénéficier d'indemnités journalières (IJ) en cas de grossesse difficile. Le montant de cette indemnité se situe au plafond de l'IJ maladie normale, soit 42,77 €. Elle est versée à compter du 4e jour de l'incapacité de travail et peut être servie jusqu'à 87 jours consécutifs.

Tableau 7 – Durée de cessation d'activité

	Durée de l'arrêt d'activité
Naissance simple	8 semaines (56 jours)
	16 semaines (112 jours)
Naissance multiple	34 semaines (238 jours)
	46 semaines (322 jours)
État pathologique	10 semaines (70 jours)
	18 semaines (126 jours)

Certains cas sont particuliers.

– Naissances multiples :
– en cas de naissances gémellaires, le versement de l'indemnité journalière forfaitaire s'étend entre les 12 semaines précédant la date présumée de l'accouchement et les 22 semaines suivant celui-ci ;
– au-delà de 2 enfants, ces périodes sont respectivement de 24 et 22 semaines.
– Adoption :
– l'indemnité est attribuée à compter de la date d'arrivée de l'enfant au foyer pour une durée maximale égale aux trois quarts de celle prévue en cas de maternité ;
– l'allocation forfaitaire de repos maternel est versée là aussi sans condition de cessation d'activité. Son montant est de 1341 € au 1er janvier 2007 ;
– l'indemnité journalière forfaitaire est égale à 1/60 du montant du plafond mensuel de la Sécurité sociale en vigueur, soit 44,70 € au 1er janvier 2007. La cessation d'activité ne doit pas dépasser 45jours consécutifs maximum à compter de l'arrivée de l'enfant.

10. Décret n° 2014-900 du 18 août 2014

– **La CARPIMKO** est un système de prévoyance en cas d'incapacité de travail qui intervient entre le 91e et le 365e jour d'arrêt de travail. Sous réserve d'être à jour de ses cotisations et de fournir les justificatifs, la caisse verse mensuellement une allocation journalière d'aptitude qui s'élève à 45,22 € et à laquelle s'ajoutent 8,22 € pour le conjoint, l'enfant ou le descendant à charge ou infirme, et une majoration journalière pour tierce personne de 16,44 €. Au-delà de cette période, une rente invalidité partielle ou totale est versée trimestriellement.

Impérativement dans les 6 mois suivant l'arrêt supérieur à 90 jours, une attestation originale du médecin sous pli recommandé avec accusé de réception doit parvenir à la CARPIMKO, indiquant :
– la nature des affections ;
– la date de début de l'arrêt et sa durée prévisible ;
– les arrêts de travail successifs.

L'indemnisation par la CARPIMKO intervient tardivement par rapport aux charges sociales qui doivent être honorées durant les trois premiers mois d'arrêt.

– **Le contrat de prévoyance** avec des indemnités journalières vous permet de compenser la perte de revenu, ou tout du moins une partie, engendrée par l'arrêt de travail. Le contrat prévoit :
– la période de franchise ;
– le montant des indemnités journalières à verser à partir du 1er jour d'arrêt de travail consécutif à un accident ou du 15e jour d'arrêt de travail dû à une maladie ;
– en cas d'hospitalisation de plus de 3 jours, l'allocation journalière qui est versée pendant toute la durée de l'hospitalisation et jusqu'au 365e jour de celle-ci ;
– les clauses de prise en charge d'un congé maternité ;
– la cotisation en rapport avec l'âge ;
– les conditions d'attribution de la rente d'invalidité selon un barème et/ou une expertise, payable en totalité ou en partie jusqu'à l'âge de votre retraite (au maximum 65 ans).

Les possibilités varient selon les contrats et les assureurs. Les garanties prennent effet dès le début du mois où votre dossier d'adhésion est accepté. Les cotisations ainsi versées peuvent être déductibles du revenu fiscal, notamment dans le cadre de contrats d'assurance « loi Madelin » mais dans la limite d'un certain plafond.

Loi Madelin

La loi Madelin no 94-126 du 11 février 1994, relative à l'initiative et à l'entreprise individuelle, permet aux travailleurs indépendants de défiscaliser la totalité des cotisations inhérentes à leur protection sociale (retraite, prévoyance et perte d'emploi) placées dans ce cadre des impôts. La condition pour souscrire ce type de contrat est d'être à jour de ses cotisations aux régimes obligatoires d'assurance vieillesse et de maladie.

Elle permet de se constituer une retraite complémentaire par capitalisation tout en déduisant les cotisations du revenu professionnel.

La loi permet dans les mêmes conditions d'acquérir des garanties de prévoyance et de mutuelle complémentaire maladie. Les cotisations sont déductibles jusqu'à un certain plafond qui varie annuellement, d'où la nécessité de bien se renseigner.

Mutuelle complémentaire santé

Ce système de mutuelle complète les remboursements de la Sécurité sociale en cas de frais. Les salariés bénéficient d'une mutuelle fréquemment en lien avec leur employeur et pratiquant, de ce fait, des tarifs concurrentiels.
Devenue infirmière libérale, vous perdez cet avantage. Il faut noter cependant que les frais engagés pour votre mutuelle peuvent être déductibles en loi Madelin.
Il faut faire, selon les différents prestataires, un comparatif des garanties proposées concernant :
- les consultations de médecins et de spécialistes ;
- les frais de pharmacie ;
- l'hospitalisation avec la prise en charge du forfait journalier, de la chambre individuelle, du lit accompagnement pour un enfant malade ;
- les soins dentaires, exprimés en pourcentage du remboursement du tarif Sécurité sociale (100 %, 200 % et plus encore) ;
- les frais d'optique.

Les délais d'attente avant prise en compte de l'adhésion doivent être les plus courts possible, voire inexistants.
Trois types de garanties sont possibles :
- minimales : remboursement unique ou limité au ticket modérateur ;
- renforcées : remboursement des dépassements de tarifs, forfaits pour frais optiques et dentaires ;
- haut de gamme : couverture de l'intégralité des dépenses.

Le remboursement des frais engagés doit être rapide.

Plan épargne retraite

Les régimes de retraite sont en période de réforme. La réforme du régime de base vient de se terminer, la réforme du régime complémentaire est en projet.
Préserver un niveau de vie lors de sa retraite demande une épargne complémentaire. Auparavant réservée à quelques catégories de personnes, l'épargne retraite a été ouverte à tous par la loi du 21 août 2003.
Les courtiers de votre banque ou de votre assurance vous guideront au mieux dans vos choix.
Ces plans d'épargne retraite bénéficient de la déductibilité fiscale s'ils sont faits dans le cadre :
- de la loi Madelin ;
- du PERP (Plan d'épargne retraite populaire) mais, à ce niveau, sur la déclaration fiscale du foyer fiscal.

Tenue de la comptabilité

Livres comptables

La comptabilité de l'infirmière libérale est fondée sur la tenue exhaustive des écritures comptables recettes/dépenses enregistrées par ordre chronologique et dans le respect d'un plan comptable officiel *(tableau 8)*.

Il faut ajouter la tenue du **registre des immobilisations** qui comprend la liste :

- des éléments d'actif corporels (le matériel, le mobilier, le véhicule) ;
- et/ou du patrimoine professionnel (éléments incorporels tels la clientèle, le droit au bail, les parts sociales).

Il permet le calcul de l'amortissement annuel des éléments pouvant être amortis mais aussi celui des plus ou moins-values lors de cessions d'éléments de l'actif professionnel.

Déclaration des revenus

Sous son entière responsabilité et en tant que travailleur indépendant, l'infirmière libérale déclare son bénéfice chaque année sur une déclaration d'impôt « bénéfices non commerciaux » (BNC) en utilisant l'imprimé 2035.

Ce bénéfice correspond à la différence entre les recettes encaissées et les dépenses engagées pour l'exercice, en tenant compte des amortissements, des plus ou moins-values de cession d'actifs professionnels.

Plusieurs solutions sont possibles pour réaliser cette déclaration :

- l'expert-comptable ;
- l'AGA (Association de gestion agréée) ;
- soi-même : l'AGA procède à son contrôle avant son envoi au centre des impôts. Elle rend annuellement à l'administration fiscale un CRM (compte rendu de mission) afin de suivre au plus près ses adhérents sur la gestion de leur « entreprise ».

L'adhésion à une AGA permet d'avoir des avantages fiscaux, sous le régime de la déclaration contrôlée, notamment de bénéficier d'un abattement sur le bénéfice imposable. En outre, l'adhésion à une AGA procure un encadrement par l'apport :

- d'informations : revues, rendez-vous individuels ;
- de formations pour une mise à niveau des connaissances fiscales, comptables et juridiques ;
- de participation à des congrès.

Le SNIR [11] est le relevé d'honoraires annuel propre à chaque professionnel. Il regroupe l'ensemble des sommes figurant sur les feuilles de soins délivrées aux patients et envoyées au remboursement aux régimes suivants : général, agricole, des professions

11. SNIR : Système national inter-régime.

Tableau 8 – Écritures comptables de l'infirmière libérale

RECETTES Entrées sur le compte professionnel	Recettes d'exploitation (fiscalement imposables)	Recettes patrimoniales (liées à l'exercice, non fiscalement imposables)	Préciser la provenance de la recette, l'identité du patient (nom, prénom, adresse), le mode d'encaissement (chèque bancaire ou postal, espèces)
	Honoraires versés par les patients Honoraires rétrocédés par des consœurs Gains divers (prestations maternité, aide à la télétransmission)	Emprunts professionnels crédités Cession d'un bien professionnel (matériel, mobilier, clientèle) : attention, sa plus-value peut être imposable Virements internes (de la caisse vers le compte professionnel)	
DÉPENSES Sommes débitées : – *réelles et justifiées* (factures à l'appui) ; – payées au cours de l'année d'imposition ; – *comptabilisées selon le % d'utilisation professionnelle* si elles sont mixtes (professionnelles et personnelles)	Dépenses d'exploitation (déductibles fiscalement sur un seul exercice)	Dépenses patrimoniales liées à l'exercice professionnel mais non déductibles (achat du droit de présentation) ou seulement amortissables (achat de matériel)	Indiquer le mode d'encaissement (chèque bancaire ou postal, espèces)
	Frais généraux classés suivant le plan comptable en vigueur	Investissements professionnels (amortissables) Remboursements d'emprunts professionnels (le capital de l'emprunt) Virements internes Prélèvements personnels : – dépôts de fonds en compte courant vers une SCM ou SCI ; – virements vers un compte personnel, retrait d'espèces, paiement d'une dépense privée avec le compte professionnel	

indépendantes et régimes spéciaux. Les chiffres figurant sur le SNIR doivent correspondre à ceux figurant sur le montant déclaré sur la déclaration 2035.

Le SNIR est différent du RIA [12]. Le RIA parvient trimestriellement à toutes les infirmières : il permet de quantifier l'activité (nombre de patients pris en charge, leur moyenne d'âge, ceux pris en charge par l'assurance maladie, la CMU, le coefficient d'AIS, d'AMI, de déplacements) et de la situer par rapport à celle des infirmières du département et de la région.

L'activité des infirmières libérales n'est pas soumise à la taxe sur la valeur ajoutée (TVA) car il s'agit d'une dispense de soins à la personne humaine.

Contrôle fiscal

La première demande du fisc consiste en une vérification afin de certifier l'exactitude des déclarations souscrites et des documents comptables.

L'ESFP (Examen contradictoire de la situation fiscale personnelle) consiste à rechercher si les revenus déclarés correspondent à ceux dont la personne dispose. Ainsi, l'administration contrôle la cohérence entre les revenus déclarés, les éléments de train de vie du foyer, la situation patrimoniale et la situation de trésorerie.

L'avis de vérification doit préciser :

- les années sur lesquelles porte le contrôle. L'administration fiscale peut vérifier les trois dernières années ainsi que celle en cours ;
- la date et l'heure du contrôle ainsi que le nom du contrôleur ;
- les vérifications peuvent se faire sur l'ordinateur de l'infirmière par l'intermédiaire de spécialistes dont vous connaîtrez aussi les noms.

Vous pouvez vous faire assister d'un conseil lors de la vérification ou en mandater un qui vous représentera.

L'adhésion à une AGA est un critère de sérieux et évite fréquemment le contrôle fiscal.

Cessation de l'activité

Cessation provisoire d'activité

En cas de changement de ville d'exercice

Dans un délai de 2 mois après le changement, il y a obligation de remplir une déclaration 2035 pour la période allant du 1er janvier à la date de prise d'effet de la cessation. Cependant, une seule déclaration peut regrouper les deux périodes si la même activité est exercée dans un autre lieu, à condition de prévenir l'ancien centre et le nouveau centre des impôts.

12. RIA : Relevé individuel d'activité.

Rejoindre une SCP est considéré comme une cessation d'activité : la déclaration de ses revenus est alors obligatoire.

Cessation définitive

En cas de décès

Les héritiers peuvent « céder la clientèle », la ligne téléphonique, le local et le matériel. La procédure pour cesser l'activité est la même que celle développée ci-dessous.
Il est impératif de joindre un certificat de décès à chacun des courriers.

Départ en retraite, reconversion

Les règles à respecter sont simples. Mais actuellement, en 2010, sous le régime de « maîtrise des installations » où sont définies des zones sur-dotées, il faut, dans ces zones, impérativement prévenir de son départ dans un délai de 90 jours sous peine de ne pouvoir céder sa clientèle à une autre infirmière. Le système étant réversible, les conditions peuvent évoluer, renseignez-vous bien.
Dans les autres cas, vous préviendrez par lettre recommandée avec accusé de réception les organismes suivants.

- **L'URSSAF** doit être prévenue dans les 8 jours en indiquant les raisons de l'arrêt et le nom du successeur. La caisse envoie au déclarant un formulaire de cessation à remplir et à lui retourner, un exemplaire parviendra aux impôts. La cotisation du trimestre en cours est entièrement due, elle devra être réglée dans les 10 jours à compter de la cessation définitive.
- En parallèle, une lettre indiquant les motifs de l'arrêt doit être envoyée au **service des relations avec les professions de santé** de la caisse primaire dont vous dépendez.
- Il faut prévenir la **section des employeurs et travailleurs indépendants de la Caisse d'allocations familiales** afin qu'elle procède à la régularisation définitive des allocations familiales. Vous devrez régler le solde dès réception de la somme à acquitter.
- **La CARPIMKO** doit être avisée de la cessation dans un délai de 1 mois. La radiation prend effet le premier jour du trimestre civil suivant l'arrêt de l'activité. La cotisation trimestrielle est due ; calculez bien votre date d'arrêt si possible, il serait dommage de travailler 15 jours sur un trimestre et devoir payer les charges sur la totalité de ce même trimestre !
- Une déclaration doit être adressée au centre des impôts dont dépend l'infirmière, signifiant la cessation d'activité et le nom du successeur éventuel. Dans les 60 jours, il faut procéder à une déclaration 2035 intégrant les bénéfices et les plus ou moins-values. De même, il faut aviser le centre auquel la taxe professionnelle est réglée.

CONCLUSION

En espérant que ce guide a apporté des réponses simples et concrètes aux questions que vous pouviez vous poser, nous voulons rappeler les points essentiels.

S'installer implique :

- d'avoir un projet personnel construit sur un certain mode de vie, en acceptant ses contraintes, ses exigences tout en bénéficiant de l'adhésion et du soutien de son entourage ; avoir une « santé de fer » ;
- de faire preuve d'une capacité d'adaptation, de résistance physique et psychologique face aux différentes situations rencontrées qui s'appuient sur un fondamental professionnalisme ;
- de vérifier la cohérence du projet économique avec, à l'appui, une étude de marché bien définie : le potentiel de clientèle, ses attentes en matière de soins et de disponibilité, les services déjà en place, le lieu d'implantation du cabinet ;
- d'établir des prévisions financières en tenant compte de la forfaitisation des charges des deux premières années et en se fondant sur un plan de financement initial dont il faudra s'écarter le moins possible, tout en tenant compte de la réalité ;
- de mettre en place des outils de gestion permettant de réajuster les prévisions et d'avoir ainsi une organisation dynamique ;
- de se familiariser au fil du temps au mode d'exercice libéral tout en faisant face aux échéances fiscales et sociales, mais aussi en conservant une compétence par des actions de formation continue ;
- de fidéliser la clientèle par ses compétences, son professionnalisme, sa disponibilité et sa capacité d'évolution ;
- de savoir travailler en équipe, en coordonnant les actions vers les secteurs sanitaires mais aussi sociaux.

L'infirmière libérale est un « chef d'entreprise », elle incarne conjointement le « patron » et l'« employé ». À ce titre, elle doit contrôler la réalisation des prévisions, surtout la troisième année d'exercice (année de régularisation de ses charges) et durant les exercices suivants.

La pérennisation de son activité libérale et le développement de sa clientèle dépendent de l'esprit d'initiative et d'entreprise dont elle fait preuve.

Elle doit être capable de diversifier son activité tout en s'inscrivant dans une démarche de qualité des soins par une actualisation permanente de ses compétences.

Son rôle actuel dans le maintien à domicile évolue du fait de l'implantation de nombreuses structures de soins (HAD, SSIAD) avec lesquelles elle peut agir en coordination. Elle doit faire des choix, se spécialiser en se formant, varier les actes qu'elle effectue, travailler en interdisciplinarité au travers des réseaux, communiquer avec les professionnels de santé de son secteur et d'ailleurs, se tenir informée afin d'anticiper le devenir de sa profession.

À présent, vous êtes prête à entamer l'aventure libérale.

PARTIE

Annexes

Annexe nº 1 : Sommaire de la Convention nationale des infirmières du 25 juillet 2007

Titre 1 – Valorisation de l'activité des infirmières libérales

1.1. Optimisation des compétences des infirmières libérales et développement de nouveaux rôles

1.1.1. L'implication des infirmières libérales dans la prise en charge, la surveillance et le suivi des patients atteints de pathologies chroniques

1.1.2. La participation à des actions d'éducation, de prévention et de promotion de la santé

1.1.3. L'accompagnement de la prescription de dispositifs médicaux par les infirmières et engagements de maîtrise médicalisée

1.2. Valorisation de l'activité

Titre 2 – Accès et qualité des soins infirmiers

2.1. Préserver et améliorer l'accès aux soins infirmiers

2.2. Qualité des soins

Titre 3 – Coordination des soins

3.1. L'infirmière et le parcours coordonné

3.2. L'infirmière libérale et l'offre en structure

Titre 4 – Évaluation et suivi

Titre 5 – Modalités d'exercice conventionnel

5.1. Champ d'application de la convention

5.2. Délivrance des soins aux assurés

5.2.1. Modalités pratiques liées à l'activité du professionnel

5.2.2. Conditions d'installation en exercice libéral sous convention

5.2.3. Conditions d'exercice des remplaçantes

5.2.4. Documents ouvrant droit au remboursement des prestations

5.2.5. Rédaction des ordonnances

5.2.6. Facturation des honoraires

5.2.7. Modalités de paiement des honoraires

5.3. Télétransmission des documents nécessaires au remboursement

5.3.1. Télétransmission des feuilles de soins électroniques par les infirmières et infirmiers libéraux

5.3.2. Maintenance et évolution du système SESAM-Vitale

5.3.3. Aides à la télétransmission
5.3.4. Comité technique paritaire permanent
5.4. Cotation et hiérarchisation des actes
5.4.1. Cotation et codage des actes
5.4.2. Commission de hiérarchisation des actes infirmiers
5.5. Honoraires
5.5.1. Fixation des honoraires
5.5.2. Dépassements

Titre 6 – Dispositions sociales

Titre 7 – Vie conventionnelle
7.1. Durée et résiliation de la convention
7.1.1. Durée de la convention
7.1.2. Résiliation de la convention
7.2. Modalités de notification et d'adhésion des praticiens
7.2.1. Notification
7.2.2. Modalités d'adhésion
7.3. Instances conventionnelles
7.3.1. Commission paritaire nationale (CPN)
7.3.2. Commission paritaire régionale (CPR)
7.3.3. Commission paritaire départementale (CPD)
7.3.4. Dispositions communes aux instances
7.4. Mesures conventionnelles
7.4.1. Non-respect des dispositions de la présente convention
7.4.2. Condamnation par une instance ordinale ou judiciaire

Titre 8 – Formation continue conventionnelle
8.1. Principes
8.2. Instances de la formation continue conventionnelle
8.3. Modalités de gestion et de mise en œuvre de la formation continue conventionnelle
8.3.1. Thèmes de formation
8.3.2. Choix des formations
8.3.3. Financement des formations relevant de la formation continue conventionnelle
8.3.4. Indemnisation pour perte de ressources de l'infirmier formé dans le cadre du dispositif de la formation continue conventionnelle
8.3.5. Actions de formation conventionnelle interprofessionnelle
8.3.6. Gestion des actions de formation
8.3.7. Évaluation de la formation continue conventionnelle

Titre 9 – Annexes

9.1. Tarifs des honoraires et frais accessoires
9.2. Règlements intérieurs types des instances conventionnelles
9.3. Cas particuliers
9.4. Contrat de santé publique

Annexe 2 : Cotisation CARPIMKO : montants et mode de calcul (sous réserve de l'approbation des autorités de tutelle)

Première année d'affiliation

Régime de base

La cotisation provisionnelle est calculée sur une assiette forfaitaire correspondant à 19 % du plafond annuel de la sécurité sociale soit, en 2015, sur la base de 7 228,00 €.

Cette cotisation s'élève au total à 730,00 € se décomposant comme suit :

- un premier taux de 8,23 % s'applique de 0 à 7 228,00 € donnant une cotisation de 595,00 € ;
- un second taux de 1,87 % s'applique de 0 à 7 228,00 € donnant une cotisation de 135,00 €.

La cotisation 2015 sera régularisée en 2016, en fonction des revenus réels 2015.

Par dérogation, si vous estimez qu'en 2015, votre revenu sera inférieur à 7 228,00 €, vous pouvez solliciter par écrit que la cotisation provisionnelle soit calculée sur la base du revenu 2015 estimé.

Toutefois, si le revenu définitif s'avère supérieur de plus d'un tiers au revenu estimé, une majoration sera appliquée sur l'insuffisance de versement des acomptes provisionnels. Le taux de cette majoration est de 5 % si le revenu définitif est inférieur ou égal à 1,5 fois le revenu estimé et de 10 % lorsque le revenu définitif est supérieur à 1,5 fois le revenu estimé.

Deuxième année d'affiliation

Régime de base

La cotisation provisionnelle est calculée sur une assiette forfaitaire correspondant à 27 % du plafond annuel de la sécurité sociale soit, en 2015 sur la base de 10 271,00 €.

Cette cotisation s'élève au total à 1 037,00 € se décomposant comme suit :

- un premier taux de 8,23 % s'applique de 0 à 10 271,00 € donnant une cotisation de 845,00 € ;
- un second taux de 1,87 % s'applique de 0 à 10 271,00 € donnant une cotisation de 192,00 €.

La cotisation 2015 sera régularisée en 2016, en fonction des revenus réels 2015.

Par dérogation, si vous estimez qu'en 2015, votre revenu sera inférieur à 10 271,00 €, vous pouvez solliciter par écrit que la cotisation provisionnelle soit calculée sur la base du revenu 2015 estimé.

Toutefois, si le revenu définitif s'avère supérieur de plus d'un tiers au revenu estimé, une majoration sera appliquée sur l'insuffisance de versement des acomptes provisionnels. Le taux de cette majoration est de 5 % si le revenu définitif est inférieur ou égal à 1,5 fois le revenu estimé et de 10 % lorsque le revenu définitif est supérieur à 1,5 fois le revenu estimé.

Annexe n° 3 : CSP, extrait : « Autorisation d'exercice »

Article R. 4311-34 modifié par le décret n° 2009-957 du 29 juillet 2009 – art. 3
Relatif à la reconnaissance des qualifications professionnelles des ressortissants des États membres de la Communauté européenne ou parties à l'accord sur l'Espace économique européen pour l'exercice des professions de préparateur en pharmacie et préparateur en pharmacie hospitalière, d'auxiliaires médicaux et de conseiller en génétique.
Le préfet de région, dans le ressort de laquelle se situe le lieu d'établissement de l'intéressé, délivre après avis de la commission des infirmiers l'autorisation d'exercice prévue à l'article L. 4311-4, au vu d'une demande accompagnée d'un dossier présenté et instruit selon les modalités fixées par l'arrêté mentionné à l'article R. 4311-37.
Le préfet de région accuse réception du dossier complet dans un délai d'un mois à compter de son enregistrement.
Le silence gardé par le préfet de région à l'expiration d'un délai de quatre mois à compter de la réception du dossier complet vaut décision de rejet de la demande.

Article R. 4311-35 modifié par le décret n° 2009-957 du 29 juillet 2009 – art. 3
La commission examine l'ensemble de la formation et de l'expérience professionnelle de l'intéressé.
Lorsque la formation est inférieure d'au moins un an à celle du diplôme d'État français ou lorsqu'elle porte sur des matières substantiellement différentes, ou lorsqu'une ou plusieurs composantes de l'activité professionnelle dont l'exercice est subordonné au diplôme précité n'existent pas dans la profession correspondante dans l'État membre d'origine ou n'ont pas fait l'objet d'un enseignement dans cet État, la commission vérifie l'ensemble de la formation et de l'expérience professionnelle de l'intéressé. Si celles-ci ne sont pas de nature à couvrir, en tout ou en partie, ces différences, la commission propose une mesure de compensation consistant en une épreuve d'aptitude ou un stage d'adaptation.
Le préfet de région informe l'intéressé du contenu et de la durée des mesures de compensation envisagées et lui demande de se soumettre, à son choix, à l'une ou l'autre de ces mesures.

Article R. 4311-36 modifié par le décret n° 2009-957 du 29 juillet 2009 – art. 3
L'épreuve d'aptitude a pour objet de vérifier au moyen d'épreuves écrites ou orales que l'intéressé fait preuve d'une connaissance appropriée des matières figurant au programme du titre de formation permettant l'exercice de la profession en France, qui ne lui ont pas été enseignées initialement ou qu'il n'a pas acquises au cours de son expérience professionnelle.
Le stage d'adaptation a pour objet de permettre aux intéressés d'acquérir les connaissances définies à l'alinéa précédent. Il comprend un stage pratique effectué sous la responsabilité d'un professionnel qualifié, accompagné éventuellement d'une formation théorique complémentaire.

Article R. 4311-36-1 créé par le décret n° 2010-334 du 26 mars 2010 – art. 6
Dans chaque région, la commission des infirmiers mentionnée à l'article L. 4311-4 comprend :
1° Le directeur régional de la jeunesse, des sports et de la cohésion sociale ou son représentant, président ;
2° Le directeur général de l'Agence régionale de santé ou son représentant ;
3° Un représentant du conseil régional de l'ordre des infirmiers ;
4° Un médecin ;
5° Deux cadres infirmiers, dont l'un exerce ses fonctions dans un établissement médico-social ou de santé, et l'autre dans un institut de formation en soins infirmiers ;
6° Un infirmier exerçant à titre libéral.
Lorsque le demandeur est titulaire d'un diplôme permettant l'exercice des fonctions soit d'infirmier anesthésiste, soit d'infirmier de bloc opératoire, soit de puéricultrice, la commission est complétée par deux infirmiers titulaires du diplôme d'Etat correspondant, dont un au moins participe à la formation préparatoire à ce diplôme. Dans ce cas, le médecin membre de la commission est un médecin spécialiste de la discipline concernée.
Un arrêté du préfet de région, pris sur proposition du directeur régional de la jeunesse, des sports et de la cohésion sociale, nomme, pour une durée de cinq ans renouvelable, les membres titulaires et suppléants mentionnés aux 3° à 6°.

Article R. 4311-36-2 créé par le décret n° 2010-334 du 26 mars 2010 – art. 6
La Direction régionale de la jeunesse, des sports et de la cohésion sociale assure le secrétariat de la commission.

Article R. 4311-37 modifié par le décret n° 2010-334 du 26 mars 2010 – art. 6
Sont fixées par arrêté du ministre chargé de la Santé :
1° La composition du dossier produit à l'appui de la demande d'autorisation ;
2° La composition du jury de l'épreuve d'aptitude et les modalités d'organisation de cette épreuve ;
3° Les modalités d'organisation et d'évaluation du stage d'adaptation ;
4° Les informations à fournir dans les états statistiques.

Annexe n° 4 : Liste des syndicats infirmiers libéraux

Convergence Infirmière
96, rue Icare
34130 Mauguio
Tél. : 04 99 13 35 05
Fax : 04 67 06 93 94

FNI : Fédération nationale des infirmiers
7, rue Godot-de-Mauroy
75009 Paris
Tél. : 01 47 42 94 13
Fax : 01 47 42 90 82

ONSIL : Organisation nationale des syndicats d'infirmiers libéraux
4, rue Alaric-II
31000 Toulouse
Tél. : 05 62 30 00 78
Fax : 05 61 22 70 30

SNIIL : Syndicat national des infirmiers et infirmières libérales
111 bis, boulevard de Ménilmontant
75011 Paris
Tél. : 01 55 28 35 85
Fax : 01 55 28 35 80

Annexe n° 5 : CSP, extrait, DPC : développement personnel continu (http://www.has-sante.fr/portail/jcms/c_749146/epp-des-infirmiers)

CSP, quatrième partie (Professions de santé)

LIVRE PRÉLIMINAIRE : Dispositions communes

Titre II : Gestion des fonds du développement professionnel continu des professionnels de santé

Article L. 4021-1 : La gestion des sommes affectées au développement professionnel continu, y compris celles prévues le cas échéant par les conventions mentionnées aux articles L. 162-14-1, L. 162-16-1 et L. 162-32-1 du Code de la Sécurité sociale, est assurée, pour l'ensemble des professions de santé, par l'organisme gestionnaire du développement professionnel continu. Cet organisme est doté de la personnalité morale. Il est administré par un conseil de gestion.

L'organisme gestionnaire du développement professionnel continu assure la gestion financière des actions de développement professionnel continu et est notamment chargé de déterminer les conditions d'indemnisation des professionnels de santé libéraux et des centres de santé conventionnés participant aux actions de développement professionnel continu.

L'organisme gestionnaire du développement professionnel continu peut comporter des sections spécifiques à chaque profession.

Les modalités d'application du présent article, notamment les règles de composition du conseil de gestion de l'organisme gestionnaire du développement professionnel continu, les modalités de création de sections spécifiques et les règles d'affectation des ressources à ces sections, sont fixées par voie réglementaire.

LIVRE III : Auxiliaires médicaux, aides-soignants, auxiliaires de puériculture et ambulanciers

Titre Ier : Profession d'infirmier ou d'infirmière

– Chapitre Ier : Règles liées à l'exercice de la profession

Article L. 4311-1 : Est considérée comme exerçant la profession d'infirmière ou d'infirmier toute personne qui donne habituellement des soins infirmiers sur prescription ou conseil médical, ou en application du rôle propre qui lui est dévolu.

L'infirmière ou l'infirmier participe à différentes actions, notamment en matière de prévention, d'éducation de la santé et de formation ou d'encadrement.

L'infirmière ou l'infirmier peut effectuer certaines vaccinations, sans prescription médicale, dont la liste, les modalités et les conditions de réalisation sont fixées par décret en Conseil d'État, pris après avis du Haut Conseil de la santé publique.
L'infirmière ou l'infirmier est autorisé à renouveler les prescriptions, datant de moins d'un an, de médicaments contraceptifs oraux dont la liste est fixée par arrêté du ministre chargé de la Santé, après avis de l'Agence française de sécurité sanitaire des produits de santé, pour une durée maximale de six mois, non renouvelable. Cette disposition est également applicable aux infirmières et infirmiers exerçant dans les établissements mentionnés au deuxième alinéa du I de l'article L. 5134-1 et dans les services mentionnés au premier alinéa de l'article L. 2112-1 et à l'article L. 2311-4.
Un arrêté des ministres chargés de la Santé et de la Sécurité sociale fixe la liste des dispositifs médicaux que les infirmiers, lorsqu'ils agissent sur prescription médicale, peuvent prescrire à leurs patients sauf en cas d'indication contraire du médecin et sous réserve, pour les dispositifs médicaux pour lesquels l'arrêté le précise, d'une information du médecin traitant désigné par leur patient.

– Chapitre II : Organisation de la profession et règles professionnelles

Section 1 : Ordre national des infirmiers
Article L. 4312-1 : L'ordre national des infirmiers veille à maintenir les principes éthiques et à développer la compétence, indispensables à l'exercice de la profession. Il contribue à promouvoir la santé publique et la qualité des soins.
Article L. 4312-2 : En coordination avec la Haute Autorité de santé, il participe à la diffusion des règles de bonnes pratiques en soins infirmiers auprès des professionnels et organise l'évaluation de ces pratiques.

Titre VIII : Dispositions communes et compétences respectives de l'État et de la région

– Chapitre II : Développement professionnel continu
Article L. 4382-1 : Le développement professionnel continu a pour objectifs l'évaluation des pratiques professionnelles, le perfectionnement des connaissances, l'amélioration de la qualité et de la sécurité des soins ainsi que la prise en compte des priorités de santé publique et de la maîtrise médicalisée des dépenses de santé.
Le développement professionnel continu est une obligation pour toutes les personnes mentionnées au présent livre. Il se réalise dans le respect des règles d'organisation et de prise en charge propres à leur secteur d'activité, dans des conditions définies par décret en Conseil d'État. »

DPC : développement professionnel continu
http://www.has-sante.fr/portail/jcms/c_1288567/fr/cadre-legal-et-historique-du-dpc

Cadre légal

La loi HPST (Loi n° 2009-879 du 21 juillet 2009 portant réforme de l'hôpital et relative aux patients, à la santé et aux territoires) instaure l'obligation de développement professionnel continu (DPC) pour l'ensemble des professionnels de santé. Selon l'article 59 de cette loi, le DPC a pour objectifs « l'évaluation des pratiques professionnelles, le perfectionnement des connaissances, l'amélioration de la qualité et de la sécurité des soins ainsi que la prise en compte des priorités de santé publique et de la maîtrise médicalisée des dépenses de santé ».

Annexe n° 6 : Extrait de la Convention nationale des infirmières du 25 juillet 2007 : 5-2. Délivrance des soins aux assurés.

5.2.1. Modalités pratiques liées à l'activité du professionnel

a/ Le libre choix du patient

Les assurés et leurs ayants droit ont le libre choix entre toutes les infirmières légalement autorisées à exercer en France et placées sous le régime de la présente convention.

Les caisses s'engagent à ne faire aucune discrimination entre les infirmières placées sous le régime de la présente convention et les autres praticiens ou professionnels conventionnés, légalement habilités à dispenser les mêmes actes.

Les caisses s'engagent à donner à leurs ressortissants toutes informations utiles sur la situation des infirmières de leur circonscription au regard de la présente convention. Les syndicats locaux peuvent faire de même à l'égard de leurs adhérents.

b/ Les infirmières exerçant à titre libéral dans les établissements d'hébergement et structures de soins accueillant des personnes âgées

Les infirmières libérales intervenant dans les établissements d'hébergement et structures de soins accueillant des personnes âgées sont tenues de respecter des modalités particulières pour que les soins dispensés soient pris en charge par l'assurance maladie.

Paragraphe 1 : Du libre choix

Les deux parties s'engagent à respecter le libre choix de l'infirmière par le malade. À cet effet, la direction de l'établissement demande à l'intéressé de choisir librement parmi la liste des infirmières libérales celle qui lui dispensera, si nécessaire, les soins infirmiers et l'informe des conséquences de son choix pour le cas où il déciderait de faire appel à une infirmière non conventionnée.

À défaut, la direction fait appel à l'infirmière conventionnée la plus proche ou à celle qui assure la réponse à l'urgence. À tout moment, le malade peut modifier son choix.

L'infirmière doit disposer d'un cabinet professionnel et d'une clientèle personnelle en dehors de l'établissement.

Paragraphe 2 : Des soins

L'infirmière dispense les soins de façon attentive, dans les conditions prévues par les dispositions législatives et réglementaires qui lui sont applicables et dans le respect de celles applicables aux établissements.

Elle exerce sous sa propre responsabilité et selon les seules directives des médecins prescripteurs en dehors de toute intervention de l'établissement. Elle utilise son matériel et son véhicule.

L'infirmière organise librement son travail en fonction des besoins des malades, des prescriptions médicales et du plan de prise en charge qu'elle élabore. Elle détermine notamment, dans le respect de la prescription médicale, les heures et le rythme de ses

interventions compatibles avec le bon fonctionnement de l'établissement et le respect de la vie privée des résidents.
En cas de remplacement temporaire, l'infirmière communique en temps utile à ses patients et à la direction de l'établissement le nom de la remplaçante qui est investie de ses droits et obligations.

Paragraphe 3 : Des honoraires
L'infirmière établit une feuille de soins dans les conditions prévues par la Nomenclature générale des actes professionnels et par la présente convention.
Le malade, sa famille ou les caisses d'assurance maladie règlent directement à l'infirmière les honoraires qui lui sont dus. Ces honoraires ne peuvent en aucun cas être encaissés par l'établissement.
L'infirmière ne perçoit, au titre de son activité libérale, aucune rémunération de l'établissement, sous quelque forme que ce soit.
L'infirmière s'interdit de concourir à la formation du bénéfice de l'établissement sous quelque forme que ce soit et notamment en versant une participation financière à quelque titre que ce soit, en assurant pour le compte de l'établissement des prestations non rémunérées ou en prenant en charge des prestations incombant à l'établissement ou aux familles.

Paragraphe 4 : Dispositions diverses
Ces modalités sont applicables pendant toute la période d'intervention de l'infirmière dans l'établissement, auprès des résidents (ou malades) qui l'ont choisie. Elles sont formalisées dans une convention d'exercice libéral passée entre l'infirmière et l'établissement ou figurent, le cas échéant, dans le règlement intérieur de l'établissement.
La commission paritaire départementale ou les caisses pourront, le cas échéant, demander communication du contrat ou du règlement intérieur.
En cas de manquements à ses obligations par l'une des parties, l'autre partie peut mettre fin à cette collaboration par lettre recommandée avec accusé de réception, à condition de ne pas porter préjudice à la santé des personnes hébergées dans l'établissement.

Annexe n° 7 : Tarifs conventionnels des infirmières

IFD	**2,50**
IK (plaine)	0,35
IK (montagne)	0,50
IK (à pied / à ski)	3,40
Dimanche / jour férié	**8,00**
Nuit (20 h 00-23 h 00 et 5 h 00-8 h 00)	9,15
Nuit (23 h 00-5 h 00)	18,30
AMI 0,5	1,58
AMI 1	**3,15**
AMI 1,25	3,94
AMI 1,5	4,73
AMI 2	6,30
AMI 2,25	7,09
AMI 2,5	7,90
AMI 3	9,45
AMI 3,5	11,03
AMI 4	12,60
AMI 4,5	14,18
AMI 5	15,75
AMI 6	18,90
AMI 7	22,05
AMI 10	31,50

AMI 15	47,25
DI 1	10,00
DI 1,5	15,00
DI 1	10,00
DI 1,5	15,00
AIS 4	**10,60**
AIS 3 * 2	**15,90**
AIS 13	**34,45**
AIS 16	**42,40**
MAU	**1,35**
MCI	**5,00**

Règle de l'arrondi : chiffre inf. si 1 à 4, chiffre sup. si 5 à 9. DOM et Mayotte : *cf.* Convention.

Annexe n° 8 : CSP, articles R. 4311-5 et R. 4311-5-1 : « Actes professionnels du rôle propre »

Article R. 4311-5

Dans le cadre de son rôle propre, l'infirmier ou l'infirmière accomplit les actes ou dispense les soins suivants visant à identifier les risques et à assurer le confort et la sécurité de la personne et de son environnement et comprenant son information et celle de son entourage :

1° Soins et procédés visant à assurer l'hygiène de la personne et de son environnement ;

2° Surveillance de l'hygiène et de l'équilibre alimentaire ;

3° Dépistage et évaluation des risques de maltraitance ;

4° Aide à la prise des médicaments présentés sous forme non injectable ;

5° Vérification de leur prise ;

6° Surveillance de leurs effets et éducation du patient ;

7° Administration de l'alimentation par sonde gastrique, sous réserve des dispositions prévues à l'article R. 4311-7 et changement de sonde d'alimentation gastrique ;

8° Soins et surveillance de patients en assistance nutritive entérale ou parentérale ;

9° Surveillance de l'élimination intestinale et urinaire et changement de sondes vésicales ;

10° Soins et surveillance des patients sous dialyse rénale ou péritonéale ;

11° Soins et surveillance des patients placés en milieu stérile ;

12° Installation du patient dans une position en rapport avec sa pathologie ou son handicap ;

13° Préparation et surveillance du repos et du sommeil ;

14° Lever du patient et aide à la marche ne faisant pas appel aux techniques de rééducation ;

15° Aspirations des sécrétions d'un patient, qu'il soit ou non intubé ou trachéotomisé ;

16° Ventilation manuelle instrumentale par masque ;

17° Utilisation d'un défibrillateur semi-automatique et surveillance de la personne placée sous cet appareil ;

18° Administration en aérosols de produits non médicamenteux ;

19° Recueil des observations de toute nature susceptibles de concourir à la connaissance de l'état de santé de la personne et appréciation des principaux paramètres servant à sa surveillance : température, pulsations, pression artérielle, rythme respiratoire, volume de la diurèse, poids, mensurations, réflexes pupillaires, réflexes de défense cutanée, observations des manifestations de l'état de conscience, évaluation de la douleur ;

20° Réalisation, surveillance et renouvellement des pansements non médicamenteux ;

21° Réalisation et surveillance des pansements et des bandages autres que ceux mentionnés à l'article R. 4311-7 ;

22° Prévention et soins d'escarres ;

23° Prévention non médicamenteuse des thromboses veineuses;
24° Soins et surveillance d'ulcères cutanés chroniques;
25° Toilette périnéale;
26° Préparation du patient en vue d'une intervention, notamment soins cutanés préopératoires;
27° Recherche des signes de complications pouvant survenir chez un patient porteur d'un dispositif d'immobilisation ou de contention;
28° Soins de bouche avec application de produits non médicamenteux;
29° Irrigation de l'œil et instillation de collyres;
30° Participation à la réalisation des tests à la sueur et recueil des sécrétions lacrymales;
31° Surveillance de scarifications, injections et perfusions mentionnées aux articles R. 4311-7 et R. 4311-9;
32° Surveillance de patients ayant fait l'objet de ponction à visée diagnostique ou thérapeutique;
33° Pose de timbres tuberculiniques et lecture;
34° Détection de parasitoses externes et soins aux personnes atteintes de celles-ci;
35° Surveillance des fonctions vitales et maintien de ces fonctions par des moyens non invasifs et n'impliquant pas le recours à des médicaments;
36° Surveillance des cathéters, sondes et drains;
37° Participation à la réalisation d'explorations fonctionnelles, à l'exception de celles mentionnées à l'article R. 4311-10, et pratique d'examens non vulnérants de dépistage de troubles sensoriels;
38° Participation à la procédure de désinfection et de stérilisation des dispositifs médicaux réutilisables;
39° Recueil des données biologiques obtenues par des techniques à lecture instantanée suivantes:
a) Urines: glycosurie acétonurie, protéinurie, recherche de sang, potentiels en ions hydrogène, pH;
b) Sang: glycémie, acétonémie;
40° Entretien d'accueil privilégiant l'écoute de la personne avec orientation si nécessaire;
41° Aide et soutien psychologique;
42° Observation et surveillance des troubles du comportement.

Article R. 4311-5-1

L'infirmier ou l'infirmière est habilité à pratiquer l'injection du vaccin antigrippal, à l'exception de la première injection, dans les conditions définies à l'article R. 4311-3 et conformément au résumé des caractéristiques du produit annexé à l'autorisation de mise sur le marché du vaccin injecté, sur certaines personnes dont les conditions d'âge et les pathologies dont elles peuvent souffrir sont précisées par arrêté du ministre chargé de la Santé.

L'infirmier ou l'infirmière indique dans le dossier de soins infirmiers l'identité du patient, la date de réalisation du vaccin ainsi que le numéro de lot du vaccin lors de l'injection. Il ou elle déclare au centre de pharmacovigilance les effets indésirables portés à sa connaissance susceptibles d'être dus au vaccin.

Annexe n° 9 : NGAP – Dispositions générales, article 13-C

Article 13 – Frais de déplacement pour actes effectués au domicile du malade

L'arrêté du 30 septembre 2002 paru au *JO* du 2 octobre 2002 a modifié l'article 13 en se basant sur la rédaction antérieure aux mesures négociées par voie conventionnelle en 1984.

La version de cet article, conforme à l'arrêté du 30 septembre 2002 n'intègre plus les modifications conventionnelles approuvées par arrêté interministériel du 13 juillet 1984, publié au *JO* du 24 juillet 1984, mais qui n'ont jamais fait l'objet d'un arrêté ministériel modificatif de la NGAP.

Lorsqu'un acte inscrit à la nomenclature doit être effectué au domicile du malade, les frais de déplacement du praticien sont remboursés, en sus de la valeur propre de l'acte ; ce remboursement est, selon le cas, forfaitaire ou calculé en fonction de la distance parcourue et de la perte de temps subie par le praticien.

a) Indemnité forfaitaire de déplacement (IFD)

Lorsque la résidence du malade et le domicile professionnel du médecin omnipraticien ou spécialiste qualifié, du chirurgien-dentiste omnipraticien ou spécialiste qualifié, de la sage-femme ou de l'auxiliaire médical sont situés dans la même agglomération ou lorsque la distance qui les sépare est inférieure à deux kilomètres en plaine ou à un kilomètre en montagne, l'indemnité de déplacement est forfaitaire. La valeur de cette indemnité forfaitaire de déplacement est fixée dans les mêmes conditions que celles des lettres-clés prévues à l'article 2. Toutefois, cette indemnité forfaitaire de déplacement ne s'applique pas à la visite au domicile du malade effectuée par le médecin omnipraticien et désignée par la lettre-clé V.

(...)

c) Indemnité horokilométrique (IK)

Lorsque la résidence du malade et le domicile professionnel du praticien ne sont pas situés dans la même agglomération et lorsque la distance qui les sépare est supérieure à 2 km en plaine ou 1 km en montagne, les frais de déplacement sont remboursés sur la base d'une indemnité horokilométrique dont la valeur unitaire est déterminée dans les mêmes conditions que celles des lettres-clés prévues à l'article 2.

Pour les visites réalisées par les médecins omnipraticiens, l'indemnité horokilométrique mentionnée ci-dessus est remboursée à la condition que la visite ouvre droit à la majoration d'urgence (MU) prévue à l'article 14-1 ou à la majoration de déplacement prévue à l'article 14-2.

L'indemnité horokilométrique s'ajoute à la valeur propre de l'acte ; s'il s'agit d'une visite, cette indemnité s'ajoute au prix de la visite et non à celui de la consultation. Pour les actes en K, KC, Z, D, DC, SF, SFI, AMI, AMM, AMP et AMO, l'indemnité horokilométrique se cumule avec l'indemnité forfaitaire prévue au paragraphe A.

Elle est calculée et remboursée dans les conditions ci-après :
1° L'indemnité due au praticien est calculée pour chaque déplacement à partir de son domicile professionnel et en fonction de la distance parcourue sous déduction d'un nombre de kilomètres fixé à 2 sur le trajet tant aller que retour. Cet abattement est réduit à 1 km en montagne et en haute montagne. Il n'y a pas lieu à abattement pour les visites et les accouchements effectués par les sages-femmes.
En cas d'acte global (intervention chirurgicale, par exemple), chaque déplacement du praticien occasionné soit par l'acte initial, soit par les soins consécutifs donne lieu à l'indemnité de déplacement forfaitaire et, le cas échéant, horokilométrique, calculée comme il est dit ci-dessus.
2° Le remboursement accordé par la caisse pour le déplacement d'un praticien ne peut excéder le montant de l'indemnité calculé par rapport au praticien de la même discipline, se trouvant dans la même situation à l'égard de la convention, dont le domicile professionnel est le plus proche de la résidence du malade. Toutefois, lorsque l'assuré fait appel à un médecin spécialiste qualifié ou à un chirurgien-dentiste spécialiste qualifié, le remboursement n'est calculé par rapport au spécialiste de même qualification le plus proche que si l'intervention du spécialiste a été demandée par le médecin traitant ou le chirurgien-dentiste traitant, dans le cas contraire, le remboursement est calculé par rapport au médecin omnipraticien ou au chirurgien-dentiste omnipraticien le plus proche.

Annexe n° 10 : Contribution économique territoriale (CET), article 1447-O et suivants du Code général des impôts : « Textes de référence »

LIVRE PREMIER : Assiette et liquidation de l'impôt

Deuxième Partie : Impositions perçues au profit des collectivités locales et de divers organismes

Titre premier : Impositions communales

– Chapitre premier : Impôts directs et taxes assimilées

Section V : Taxe professionnelle

I : Personnes et activités imposables

Article 1447-O créé par la loi n° 2009-1673 du 30 décembre 2009 – art. 2 (V)
Il est institué une contribution économique territoriale composée d'une cotisation foncière des entreprises et d'une cotisation sur la valeur ajoutée des entreprises.

Article 1447 modifié par la loi n° 2009-1673 du 30 décembre 2009 – art. 2 (V)
I. La cotisation foncière des entreprises est due chaque année par les personnes physiques ou morales ou par les sociétés non dotées de la personnalité morale qui exercent à titre habituel une activité professionnelle non salariée.
Pour l'établissement de la cotisation foncière des entreprises, les activités de location ou de sous-location d'immeubles, autres que les activités de location ou sous-location d'immeubles nus à usage d'habitation, sont réputées exercées à titre professionnel ; toutefois, la cotisation foncière des entreprises n'est pas due lorsque l'activité de location ou de sous-location d'immeubles nus est exercée par des personnes qui, au cours de la période de référence définie à l'article 1467 A, en retirent des recettes brutes, au sens de l'article 29, inférieures à 100 000 €.
II. La cotisation foncière des entreprises n'est pas due par les organismes mentionnés au premier alinéa du 1 bis de l'article 206 qui remplissent les trois conditions fixées par ce même alinéa.
III. Les personnes et sociétés mentionnées au I ne sont pas soumises à la cotisation foncière des entreprises à raison de leurs activités qui ne sont assujetties ni à l'impôt sur les sociétés ni à l'impôt sur le revenu en raison des règles de territorialité propres à ces impôts.

Article 1447 bis modifié par la loi n° 2009-1673 du 30 décembre 2009 – art. 2 (V) Les activités de construction, de fabrication ou de refonte de matériels militaires exercées par l'État dans ses établissements industriels sont imposables à la cotisation foncière des entreprises. Il en va de même pour l'entretien et les grosses réparations, les activités d'étude et de recherche appliquées qui sont effectuées dans ces mêmes établissements et qui ne relèvent pas de la mise en œuvre opérationnelle des forces armées.

LISTE DES COMPLÉMENTS EN LIGNE

- Complément n° 1 : Convention nationale des infirmières du 25 juillet 2007.
- Complément n° 2 : Avenant n° 1 à la convention du 17 octobre 2008.
- Complément n° 3 : Formulaire d'enregistrement ADELI. Automatisation des listes. Système d'information national des professions de santé. C'est un numéro de référence attribué à tous les salariés ou libéraux.
- Complément n° 4 : CSP, extrait : « Agences régionales de santé ».
- Complément n° 5 : Cotisations CARPIMKO : montants et mode de calcul *(sous réserve d'évolution)*.
- Complément n° 6 : Experts comptables agréés (*cf.* Loi de finances 2009 : loi n° 2008-1425 du 27 décembre 2008).
- Complément n° 7 : Code de la Sécurité sociale, article L. 162-5-10 : « Tarifs d'autorité de la Sécurité sociale ».
- Complément n° 8 : CSP : « Actes professionnels ».
- Complément n° 9 : CSP, extrait, partie IV, livre 111, titre 1er, chapitre II, section 1-2-3 : « Règles professionnelles ».
- Complément n° 10 : Nomenclature des actes professionnels (http://www.ameli.fr/264/DOC/1692/article.html) (AMELI : Nomenclature générale des actes professionnels).
- Complément n° 11 : Statut général de la fonction publique, article n° 62.
- Complément n° 12 : CSP, extrait : « Autorisation d'exercice ».
- Complément n° 13 : Fiche d'intervention infirmière (FII), avec l'aimable autorisation de Sidéral Santé (www.sideralsante.fr).
- Complément n° 14 : Code pénal, extraits : « Responsabilité pénale ».
- Complément n° 15 : Loi n° 2000-647 du 10 juillet 2000 tendant à préciser la définition des délits non intentionnels.
- Complément n° 16 : CSP, extraits : « Information des usagers du système de santé et expression de leur volonté ».
- Complément n° 17 : Action sociale : les prêts aux professionnels (CARPIMKO).
- Complément n° 18 : Liste des syndicats infirmiers libéraux.
- Complément n° 19 : Loi n° 2005-370 du 22 avril 2005 relative aux droits des malades et à la fin de vie.
- Complément n° 20 : « La qualité des soins en France : comment la mesurer pour l'améliorer ? », Zeinep Or et Laure Com-Ruelle, IRDES, décembre 2008. http://www.irdes.fr/EspaceRecherche/DocumentsDeTravail/DT19QualiteDesSoinsEnFrance.pdf
- Complément n° 21 : Référentiel d'auto-évaluation des pratiques en soins infirmiers. « Tenue du dossier de soins infirmiers du malade à domicile », ANAES novembre 2004.
- Complément n° 22 : CSP, extrait, DPC : développement personnel continu (http://www.has-sante.fr/portail/jcms/c_749146/epp-des-infirmiers).
- Complément n° 23 : Formations FIF-PL.
- Complément n° 24 : Coordinations des institutions sociales et médico-sociales.

- Complément n° 25 : Convention nationale, extraits : « Conditions d'exercice en structure d'hébergement ».
- Complément n° 26 : Décret n° 99-316 du 26 avril 1999, relatif aux modalités de tarification et de financement des établissements hébergeant des personnes âgées dépendantes.
- Complément n° 27 : Décret n° 81-448 du 8 mai 1981 relatif aux conditions d'autorisation et de prise en charge des SSIAD.
- Complément n° 28 : Décret n° 2004-613 du 25 juin 2004 relatif aux conditions techniques d'organisation et de fonctionnement des SSIAD, des services d'aide et d'accompagnement à domicile et des services polyvalents d'aide et de soins à domicile.
- Complément n° 29 : Loi n° 2002-303 du 4 mars 2002 relative aux droits des malades et à la qualité du système de santé.
- Complément n° 30 : Financement des réseaux FIQCS et décret n° 2007-973 du 15 mai 2007.
- Complément n° 31 : Extrait de la circulaire DGS n° 1428 du 9 mai 1994.
- Complément n° 32 : Extrait du Code de la construction et de l'habitation, titre III : « Dispositions tendant à maintenir ou à augmenter le nombre de logements ».
- Complément n° 33 : Tarifs conventionnels des infirmières.
- Complément n° 34 : Circulaire DGS/5 C/DHOS/E2 n° 2001-138 du 14 mars 2001 relative aux précautions à observer lors de soins en vue de réduire les risques de transmission d'agents transmissibles non conventionnels.
- Complément n° 35 : Décret n° 97-1048 relatif à l'élimination des déchets d'activité de soins à risques infectieux et assimilés et des pièces anatomiques.
- Complément n° 36 : Arrêtés du 7 septembre 1999 relatifs aux modalités d'entreposage des déchets d'activités de soins à risques et au contrôle des filières d'élimination.
- Complément n° 37 : Formulaire type d'une ordonnance bizone.
- Complément n° 38 : Liste des 30 Affections Longue Durée (ALD 30) : http://www.has-sante.fr/portail/jcms/c_565292/fr/l-ensemble-des-actes-et-prestations-pour-les-ald-apald-hors-maladies-rares
- Complément n° 39 : Arrêté du 13 avril 2007 fixant la liste des dispositifs médicaux que les infirmiers sont autorisés à tenir.
- Complément n° 40 : Arrêté du 16 juillet 2010 relatif à la modification de la procédure d'inscription et des conditions de prise en charge des articles pour pansements.
- Complément n° 41 : Formulaire type d'une entente préalable.
- Complément n° 42 : Circulaire CIR 17-2002 : « Procédure d'entente préalable ».
- Complément n° 43 : *JO* du 2 juillet 2002, arrêté du 28 juin 2002 modifiant la NGAP.
- Complément n° 44 : CSP, article R. 4311-5 et R. 4311-5-1 : « Actes professionnels du rôle propre ».
- Complément n° 45 : Formulaire « Prescription d'une démarche de soins infirmiers ».
- Complément n° 46 : Formulaire « Bilan de soins infirmiers ».
- Complément n° 47 : Formulaire « DSI résumé ».

- Compléments n° 48 et n° 49 : Documents en provenance de l'UNCAM expliquant la DSI.
- Complément n° 50 : « Modèle de feuille de soins auxiliaire médicale ».
- Complément n° 51 : NGAP – Dispositions générales, articles 13-C.
- Complément n° 52 : Contribution économique territoriale (CET), article 1447-O et suivants du CGI : « Textes de référence ».
- Complément n° 53 : Loi n° 96-987 du 14 novembre 1996 relative à la mise en œuvre du pacte de relance pour la ville.
- Complément n° 54 : Décret n° 2006-644 du 1er juin 2006.

LISTE DES FIGURES

LISTE DES TABLEAUX

INDEX

M

N

O

P

Q

R

S

T

U

V

Z

Mise en page : Le vent se lève...
Achevé d'imprimer en avril 2015
sur les presses de l'imprimerie Wilco
Dépôt légal : avril 2015
Imprimé aux Pays-Bas